EAT & GO Home Training

먹었으면 운동하자 EG홈트

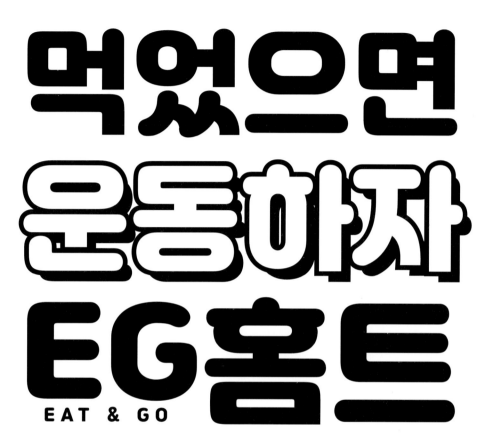

EAT & GO

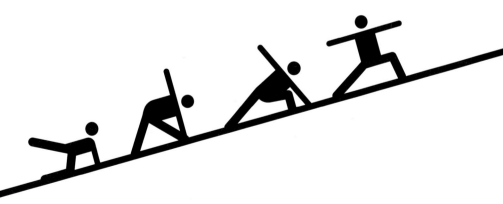

EAT & GO Home Training

먹었으면 운동하자 EG홈트

1판 1쇄 인쇄 2020년 12월 24일

1판 1쇄 발행 2021년 1월 2일

지은이   고만재
펴낸이   임충배
편집   김민수
영업/마케팅 양경자
디자인   정은진
펴낸곳   마들렌북
제작   (주)피앤엠123

출판신고 2014년 4월 3일
등록번호 제406-2014-000035호

경기도 파주시 산남로 183-25
TEL 031-946-3196 / FAX 031-946-3171
홈페이지   www.pub365.co.kr

ISBN 979-11-90101-41-7 13510

먹었으면
운동하자
EG홈트
EAT & GO

　　지난 10년간 다섯 권의 책을 냈으니 2년마다 한 권씩 낸 꼴이다. 쭉 운동과 건강에 관련한 책을 내다가 2018년에 출간한 네 번째 책은 순수 에세이집이었다. 그리고 보면 이전 세 권도 에세이집과 다름없다. 건강 관련 이야기, 제자들과의 에피소드, 운동 지도 경험 등을 담은 텍스트 위주의 책이었고 혹자는 건강 에세이라는 이름을 붙이기도 했다. 서점의 건강, 운동 관련 코너에 진열되어 있는 기존의 뻔하디뻔한 책과 비슷하게 내고 싶지 않았던 이유는 무엇보다 근육질 모델의 사진이 고리타분하게 느껴지고 부연 설명이 불친절하게 다가왔기 때문이다. 전문가인 나조차도 '이건 어떻게 하라는 거야?'라는 동작이 보이는 데다 과연 초보자들이 사진과 설명만 보고 따라 할 수 있을까라는 생각도 들었다.

　　전부터 출판 관계자들에게 말했다. "그런 천편일률적인 책은 안 내고 싶습니다."

　　그러던 어느 날 전작 〈커피를 쏟다〉를 함께 만든 출판사에서 연락이 왔다. "이런 기획 의도를 갖고 책을 내고 싶은데 딱 선생님 생각이 났습니다. 써 주실 거죠?" 참신한 아이디어였지만 전작들보다 시간과 공이 들어가는 데다 혹시 '불친절한' 대열에 합류할 것 같은 염려가 되어 조건을 달았다. "운동을 사진이나 그림으로 보여주는 건 한계가 있습니다. 큐얼 코드를 이용해서 영상을 추가한다면 계약하겠습니다."

　　〈글 쓰는 운동 선생〉이라는 타이틀로 활동할 만큼 글 쓰는 걸 좋아해서 매일 글을 끄적이고 살았지만 이번 책만큼은 최대한 글을 자제했다. 줄이고 또 줄였다. "선생님 더 줄여주실 수 있으신가요?"라는 요청이 오면 군말 없이 그리했다. 목표가 뚜렷했다. 더 많은 사람이 이 책을 접한 뒤 운동에 재미를 붙이고 바른 자세로 따라 하기를 바랐다. 글보다 동작에 집중하기를 바랐고 그러기에 열심히 쓴 글을 줄이고 쳐내는 작업을 즐기며 할 수 있었다. 짧은 글이라고 결코 쉬운 건 아니었다. 각각의 메뉴마다 음식 정보와 개인적 경험에 더해 운동 시 주의사항 등을 넣어야 했고 사진과 영상까지 찍어야 했다.

칼로리 따지며 먹는 거 별로 좋아하지 않기에 오랜 기간 운동 선생으로 살면서도 음식 칼로리 계산을 이번처럼 해본 적이 없다. 칼로리는 단지 재미로 보기 바란다. 칼로리보다 더 중요한 게 많은데 그중 꼭 기억해야 할 것은 탄수화물을 과다 섭취하면 지방이 되는 건 물론이고 각종 노화와 암의 원인이 된다는 사실이다. 즉, 탄수화물 찌꺼기인 최종당화산물(당독소: AGE, Advanced Glycation Endproduct)이 쌓이면 살이 찌고 병이 된다.

최종당화산물이 쌓이지 않게 하는 방법은 딱 두 가지다. 탄수화물을 덜먹는 방법과 먹은 만큼 운동해서 빼는 방법이 있다. 이 책에서 추구하는 건 후자인 먹은 만큼 운동하는 거다. 물론 둘 다 병행하면 좋겠지만 '먹고 죽은 귀신이 때깔도 좋다'라는 말을 믿는 사람들을 위해 후자를 택했으니 부디 헤아려 주기 바란다(사실 전자가 훨씬 편하지만 덜먹는 걸 못하니 어쩌겠나).

운동 선생으로 30년! 독자 그중에서도 먹는 거 좋아하고 움직이기 싫어하는 운동 초보자를 위해 이보다 친절할 순 없게 만들려 노력했다. 솔선수범하기 위해 책 속에 등장하는 운동을 꾸준히 해서 5kg을 감량했고 신뢰감을 주기 위해 애초 기획과 달리 운동 동작을 그림 대신 사진으로 바꿨으며 영상 또한 직접 찍는 정성을 들였다. 아무쪼록 이 책이 골골이를 면하고 뱃살을 빼는 데 도움이 되면 좋겠다. 본격적으로 운동을 더 해보고 싶다면 이 책과 더불어 유튜브 채널 '고만재tv'를 방문하기 바란다.

뭐든 시작이 어려운 법이고 잘할 때까지 재미없는 법이다. 몸이 변하는 것만큼 재미있는 게 또 있을까? 운동은 시작해서 두 달만 버티면 몸이 알아서 하게 되어 있다. 일단 시작!!!

EG 홈트 사용 설명서

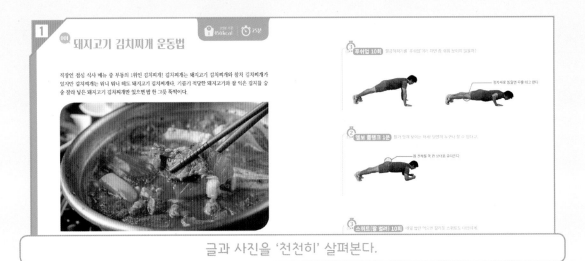

① 돼지고기 김치찌개 운동법

직장인 점심 식사 메뉴 중 부동의 1위인 김치찌개! 김치찌개는 돼지고기 김치찌개와 참치 김치찌개가 있지만 김치찌개는 뭐니 뭐니 해도 돼지고기 김치찌개다. 기름기 적당한 돼지고기와 잘 익은 김치를 숭 숭 잘라 넣은 돼지고기 김치찌개만 있으면 밥 한 그릇 뚝딱이다.

③ 푸쉬업 10회

② 엘보 플랭크 1분

③ 스쿼트(팔 벌려) 10회

글과 사진을 '천천히' 살펴본다.

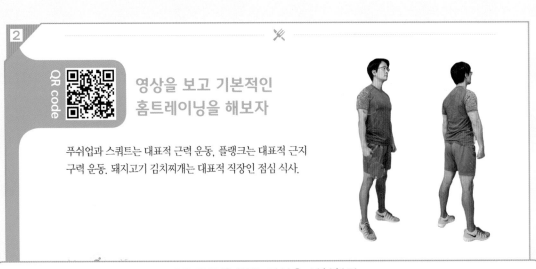

② 영상을 보고 기본적인 홈트레이닝을 해보자

QR code

푸쉬업과 스쿼트는 대표적 근력 운동, 플랭크는 대표적 근지구력 운동. 돼지고기 김치찌개는 대표적 직장인 점심 식사.

QR 코드를 찍고 영상을 시청한다.

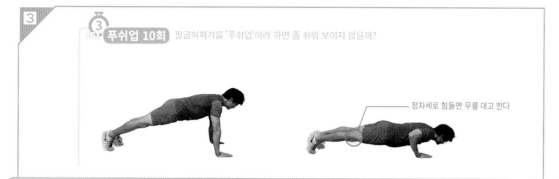

3 8단계 **푸쉬업 10회** 팔굽혀펴기를 '푸쉬업'이라 하면 좀 쉬워 보이지 않을까?

정자세로 힘들면 무릎 대고 한다

다시 한 번 사진을 보고 '주의사항'을 숙지한다.

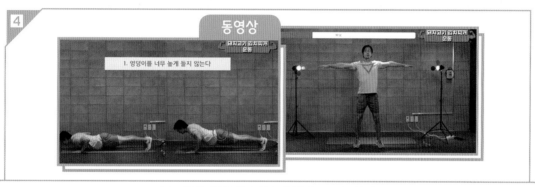

동영상

1. 엉덩이를 너무 높게 들지 않는다

QR 코드 영상을 보며 운동을 따라 한다.

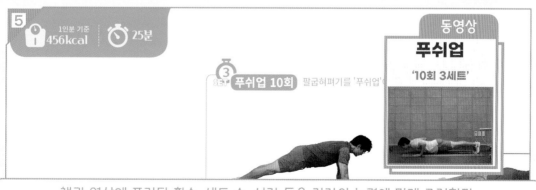

1인분 기준 **456kcal** 25분

5

3 8단계 **푸쉬업 10회** 팔굽혀펴기를 '푸쉬업'

동영상
푸쉬업
'10회 3세트'

책과 영상에 표기된 횟수, 세트 수, 시간 등은 각자의 능력에 맞게 조절한다.

목차

음료와 술안주

간식과 디저트

스트레칭

①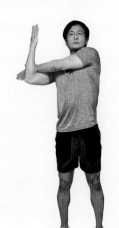

②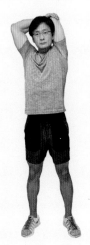

③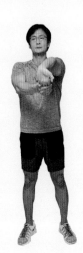

⑦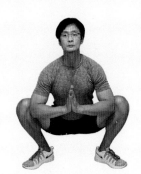

⑧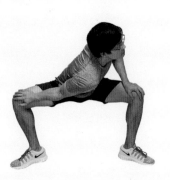

⑨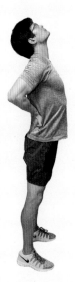

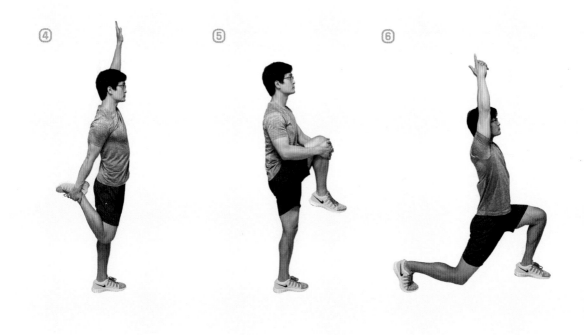

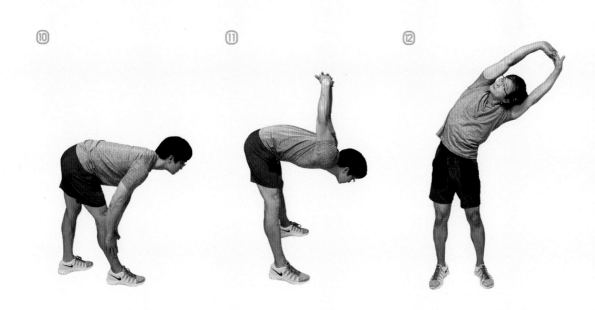

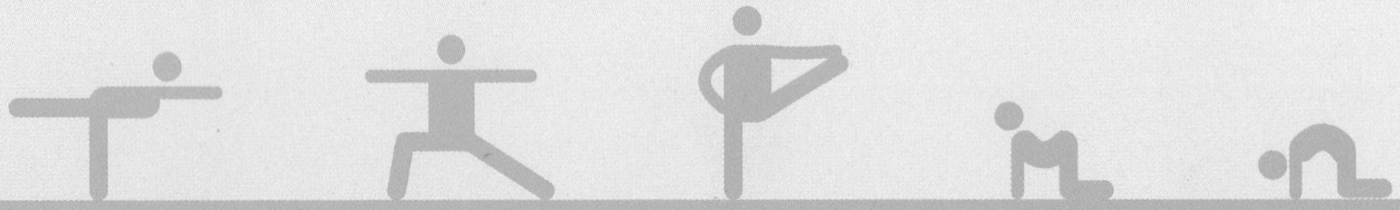

PART. 01

정겨운
한 끼 식사

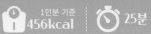

돼지고기 김치찌개 운동법

직장인 점심 식사 메뉴 중 부동의 1위인 김치찌개! 김치찌개는 돼지고기 김치찌개와 참치 김치찌개가 있지만 김치찌개는 뭐니 뭐니 해도 돼지고기 김치찌개다. 기름기 적당한 돼지고기와 잘 익은 김치를 숭숭 잘라 넣은 돼지고기 김치찌개만 있으면 밥 한 그릇 뚝딱이다.

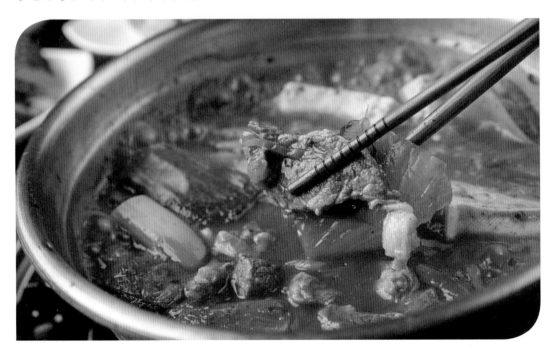

QR code

영상을 보고 기본적인 홈트레이닝을 해보자

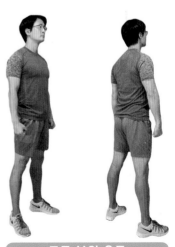

푸쉬업과 스쿼트는 대표적 근력 운동, 플랭크는 대표적 근지구력 운동. 돼지고기 김치찌개는 대표적 직장인 점심 식사.

모든 부위 운동

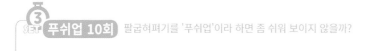

3 SET 푸쉬업 10회 팔굽혀펴기를 '푸쉬업'이라 하면 좀 쉬워 보이지 않을까?

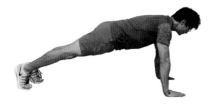

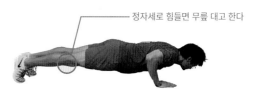

정자세로 힘들면 무릎 대고 한다

2 SET 엘보 플랭크 1분 뭔가 멋져 보이는 자세. 당연히 누구나 할 수 있다고!

몸 전체를 쭉 편 상태로 유지한다

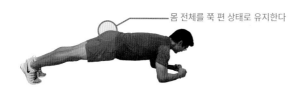

3 SET 스쿼트(팔 벌려) 10회 매일 밥만 먹으면 질리듯 스쿼트도 다양하게.

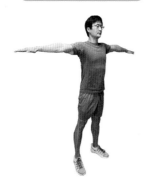

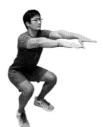

* 진짜 전신 운동이다.

김치찌개 운동은 기본기에 충실한 걸로 골랐다. 운동량을 줄이고 싶으면 국물을 남기면 된다는 사실!

002 돌솥비빔밥 운동법

비빔밥을 별로 좋아하지 않지만 가끔 찾는 돌솥비빔밥 식당이 있다. 그곳의 돌솥비빔밥에는 특별한 재료가 들어가지 않음에도 불구하고 참 맛있다. 나물의 고유한 맛이 살아 있고 지글지글 돌솥에 약간 눌은 밥이 더없이 고소하다. 주방장 아저씨의 장인 정신이 돋보이는 곳이다. 보문동 〈소담〉이라는 곳이다.

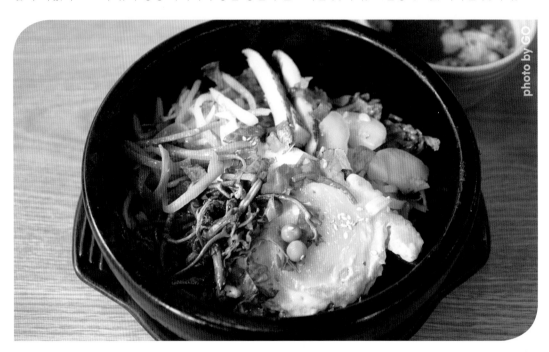

photo by GO

영상을 보고
코어 근육을 단련하자

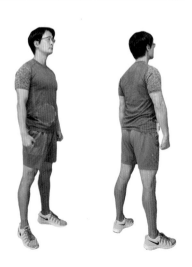

코어 근육은 물론 균형 감각까지 키우는 동작으로
돌솥처럼 튼튼한 코어에 도전!

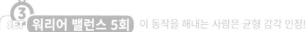 **SET 3 워리어 밸런스 5회** 이 동작을 해내는 사람은 균형 감각 인정!

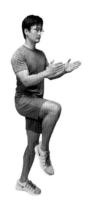

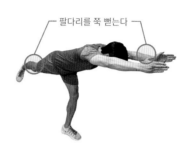

팔다리를 쭉 뻗는다

SET 3 코어 로테이션 20회 보기엔 쉽고 해보면 어렵고 효과는 좋은 운동.

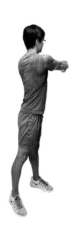

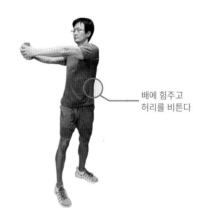

배에 힘주고
허리를 비튼다

 집밥을 제일 좋아하지만 돌솥비빔밥은 만들어 먹기 힘들다. 집에서 40분쯤 걸어가면 소담 식당이
나오는데 오며 가며 맛과 산책의 일석이조를 즐긴다. 가까운 곳은 두 다리를 이용하는 게 좋겠다.

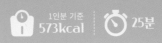
003 도가니탕 운동법

쫀득쫀득한 식감과 고소한 맛은 도가니탕만의 특권이다. 도가니는 뒷다리에만 있고 소 한 마리당 1kg 내외밖에 나오지 않기 때문에 대부분의 식당에서 스지(힘줄)와 함께 쓴다. 전문가가 아닌 다음에야 일일이 따지기 힘들고 구별하기도 쉽지 않기에 식당을 믿을 수밖에 없다. 양심적인 식당이 많기를 바랄 뿐이다.

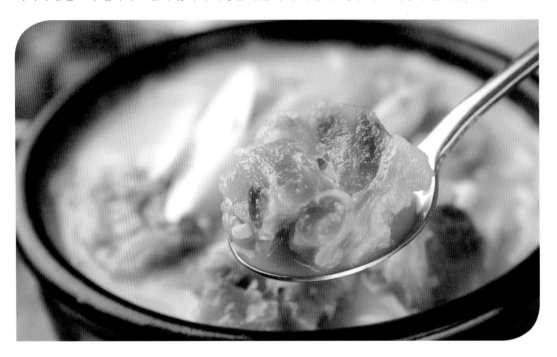

QR code

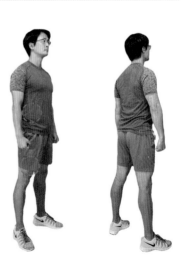

영상을 보고 하체와 복근 운동을 동시에

복합 다관절 운동으로 도가니탕을 먹고 풍족해진 몸을 다시 날렵하게 만드는 작업을 부지런히!

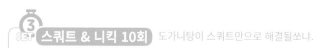

3 SET **스쿼트 & 니킥 10회** 도가니탕이 스쿼트만으로 해결될쏘냐.

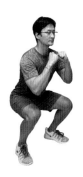

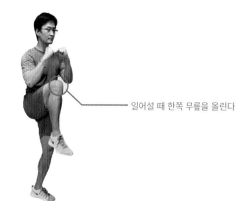

일어설 때 한쪽 무릎을 올린다

3 SET **스쿼트 & 다리 옆으로 10회** 마찬가지다. 먹은 만큼 운동하는 게 이 책의 목표다!

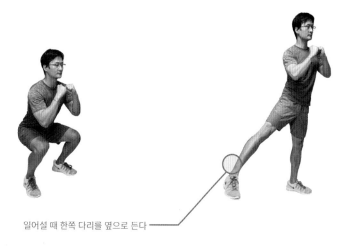

일어설 때 한쪽 다리를 옆으로 든다

도가니를 먹으면 무릎 관절에 좋다고 믿는 건 일종의 미신이다. 단백질은 소화기관을 거치며 아미노산으로 분해되기 때문에 콜라겐도 마찬가지다. 다만 플라세보 효과라는 게 있으니 기분 좋게 먹으면 된다.

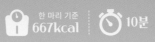

004 고등어구이 운동법

고등어구이는 가장 서민적인 생선구이라 할 수 있다. 노릇노릇 잘 구운 고등어구이는 입맛을 돋워 밥 한 끼 뚝딱하기 알맞은데 이때 간장과 고추냉이를 1:1로 잘 섞어서 찍어 먹으면 일품이다. 노르웨이는 안 가봤지만 노르웨이산 고등어 덕분에 가본 듯한 착각에 빠진다.

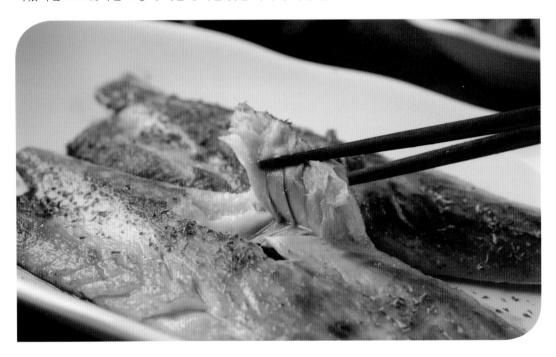

QR code

영상을 보고 고관절을 부드럽게 하자

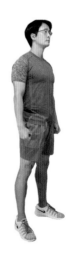
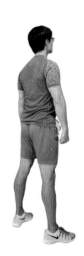

고등어처럼 유연한 몸을 만들기 위해서 반드시 고관절 스트레칭이 필요하다.

② SET 다리 찢기 30초 누구나 한 번쯤 꿈꾸는 다리 찢기 아닌가.

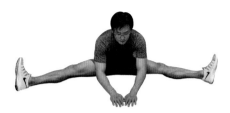

* 절대 무리하지 말 것!

② SET 나비 자세 30초 골반과 고관절에 좋은 자세다.

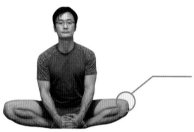

무릎을 바닥에 가까이 붙인다

② SET 개구리 자세 30초 역시 고관절을 유연하게 만든다.

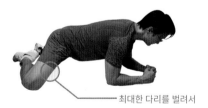

최대한 다리를 벌려서

 고등어는 대표적인 불포화지방산이 풍부한 음식이다. 고등어 지질은 오메가-3 지방산은 물론 EPA, DHA 등의 고도불포화지방산이 포함된다. 일주일에 두 번 정도 먹으면 건강에 도움이 되니 참고하자.

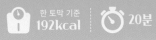

한 토막 기준 192kcal | 20분

005 갈치구이 운동법

갈치냐 고등어냐. 루시드폴의 노래 〈고등어〉의 가사가 그러하듯 '돈이 없는 사람들도 배불리 먹을 수 있게'하는 고등어와 달리 갈치는 값이 제법 나간다. 갈치는 일일이 낚시질을 해서 얻을 수 있는 생선이라 그런 걸까. 통통한 갈치구이 한 마리를 제대로 먹으려면 제법 지출을 해야 한다.

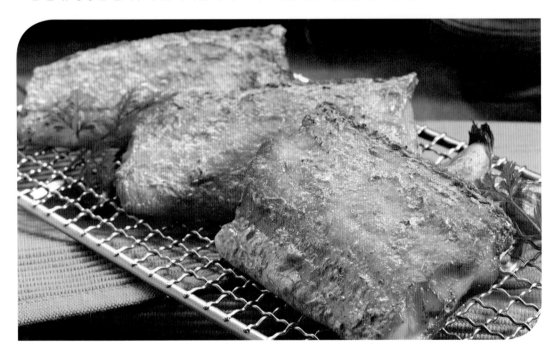

영상을 보고 태권도 선수로 변신

QR code

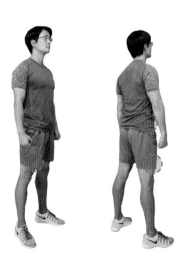

정말 좋은 운동은 다양한 체력이 요구되고 몸이 날렵 해지는 운동인데 이 두 동작이 바로 그렇다.

SET 3 **의자(또는 벽) 잡고 돌려차기 20회** 태권도 선수들을 1위로 키우는 데 이 운동이 필수였다.

높이는 위에서부터
발끝 무릎 엉덩이 순이다

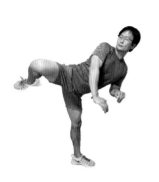 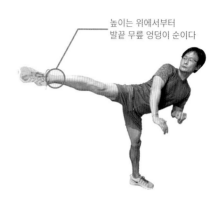

* 이 운동을 10회쯤 하고 나면 평소 안 쓰던 근육들이 좋다며 환호할 기다. 야호!!

 SET 3 **니킥 & 리버스 런지 10회** 이런 식의 시간 대비 효과 높은 복합 운동을 좋아한다.

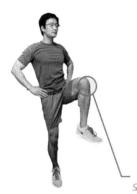 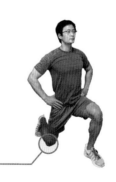

왼발로 니킥을 했으면
오른발을 뒤로 빼며 리버스 런지

몇 년 전 모자가 단둘이 떠난 제주도 여행에서 제일 먼저 엄마가 찾은 음식이 바로 갈치구이다.
알밴 갈치구이! 울 엄마가 알 다 드셨다. 아들도 몰라보는 갈치구이라는 사실을 그때 알았다.

006 콩나물국밥 운동법

집밥으로 불가능한 음식이 여럿 있지만 콩나물국밥이야말로 제대로 하는 식당에서 먹어야 제맛이다. 평생 안 먹던 콩나물국밥에 맛을 들인 건 결혼 이후다. 콩나물국밥을 좋아하는 아내를 만난 덕분이다. 성수동 〈비사벌 전주 콩나물국밥〉에 가면 콩나물국밥의 맛을 제대로 느낄 수 있다.

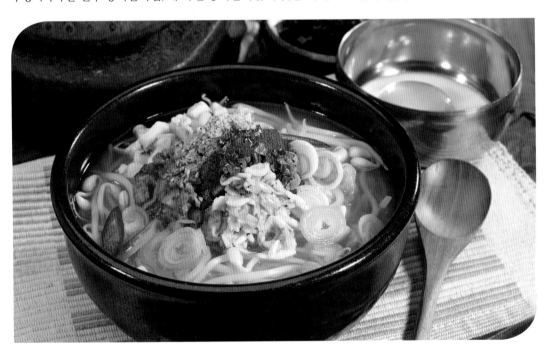

QR code

영상을 보고
다양한 잭을 해보자

점핑잭만으로 부족한 운동을 크로스잭과 스플릿잭으로
보강한다(유산소 운동으로 최적)!

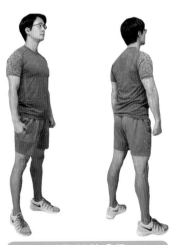

모든 부위 운동

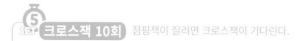 **SET ⑤ 크로스잭 10회** 점핑잭이 질리면 크로스잭이 기다린다.

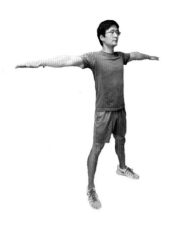 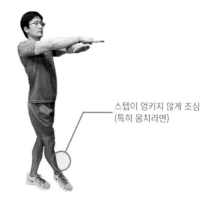

스텝이 엉키지 않게 조심
(특히 몸치라면)

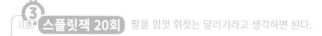 **SET ③ 스플릿잭 20회** 팔을 힘껏 휘젓는 달리기라고 생각하면 된다.

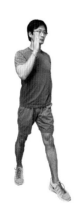 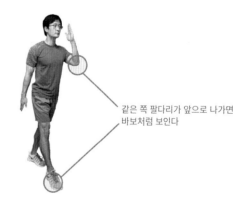

같은 쪽 팔다리가 앞으로 나가면
바보처럼 보인다

 콩나물에는 양질의 섬유소는 물론 풍부한 비타민 C와 숙취해소에 좋은 아스파라긴산이 100g당
800mg이 들어있다(아스파라긴산은 주로 잔뿌리에 포함되어 있다).

갈비찜 운동법

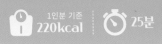

1인분 기준
220kcal 25분

충무로에 가면 〈진고개〉가 있다. 아버지 장례식을 마치고 친구들과 찾은 걸 끝으로 발길이 뜸했다. 가장 대접받는 느낌이 들었던 음식이기도 한 갈비찜. 언제 다시 그 식당을 찾을지... 야들야들 맛난 갈비와 자박자박 달큼한 국물과 푹 익은 밤과 무 그리고 그때의 친구들! 음식은 맛 이전에 추억이다.

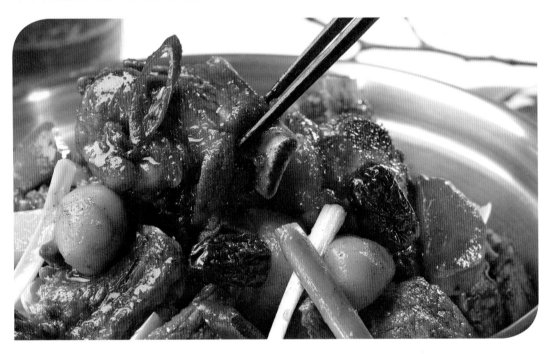

QR code

영상을 보고
전신 운동에 도전하자

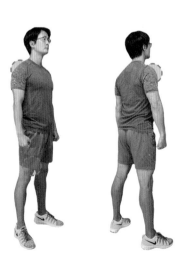

덤벨 한 쌍만 있으면 헬스클럽이 필요 없는 전신 복합
운동이다(하체 탄탄 어깨 튼튼).

SET 3 런지 & 사이드 래터럴 레이즈 8회 상하체 근력을 고루 발달시키는 운동이다.

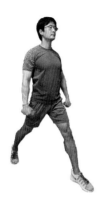 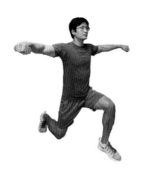

* 두 동작을 동시에 하기 어렵다면 한 동작씩 먼저 연습한다.

SET 3 푸쉬 프레스 15회 딱 한 가지 근력 운동만 하라면 이 운동 추천.

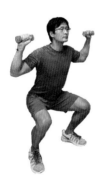 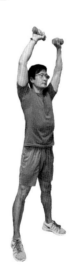

* 앉을 때 천천히 일어설 때 경쾌하게.

 이 책은 음식 칼로리의 정확한 수치를 알리기보다 먹은 만큼 운동하자는데 목표가 있다. 음식을 맛있게 먹고 즐겁게 운동하면 된다. 음식 칼로리는 집집마다 재료마다 다 다르기 마련이다.

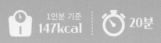
008 북엇국 운동법

무교동에 가면 단골 식당인 〈무교동 북어국집〉이 있다. 이 집을 처음 제자에게 소개받은 건 15년 전인데 그날부터 지금까지 싫증 내지 않고 다니는 중이다. 진한 북엇국에 두부와 계란이 알차게 들어가 있고 밑반찬으로 나오는 부추와 오이지도 일품이다. 무엇보다 만족스러운 건 건더기 또는 국물을 추가하면 얼마든지 더 준다는 사실이다.

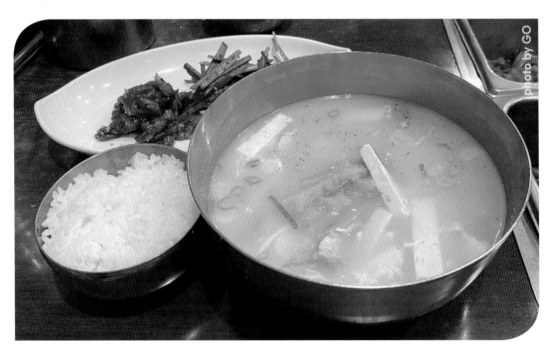

photo by GO

QR code

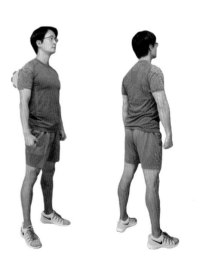

영상을 보고
팔뚝살을 자극하자

삼두박근 운동으로 팔뚝을 자극하다 보면 팔뚝 지방이
타들어가는 느낌을 받을 것이다.
Q: 팔뚝살만 빼는 법은?
A: 그런 방법이 있다면 나도 알고 싶다.

3 SET **원 암 트라이셉스 익스텐션 10회** 팔뚝살을 제거하고 탄력 있게 만들자.

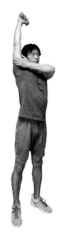

위팔은 귀 옆에 붙여서 고정한다

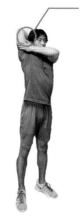

3 SET **원 암 킥백 15회** 여성들에게 추천하는 팔 운동이다.

위팔은 몸통에 붙여서 고정한다

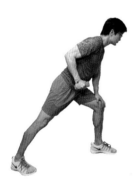

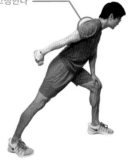

 국 없이 밥을 못 먹는 사람이 있을 정도로 한국인의 입맛에는 국이 제격이지만 직업상 나트륨 많은 국을 추천하진 않는다. 보통 국물을 끝까지 다 들이켜니 말이다. 그럼에도 불구하고 담백한 북엇국은 추천할만하다.

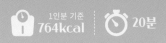
009 닭백숙 운동법

촉촉하고 야들야들하게 잘 익은 살과 맑은 국물의 닭백숙은 언제 먹어도 맛있고 든든하다. 개인적으로 완전히 푹 익은 걸 좋아하는데 물렁뼈도 같이 씹어 먹으면 그 맛이 일품이다. 닭백숙만큼은 집에서 먹으나 밖에서 먹으나 똑같이 맛난데 한 가지 아쉬운 건 닭이 닭이라 할 수 없을 만큼 점점 작아지고 있다는 사실이다.

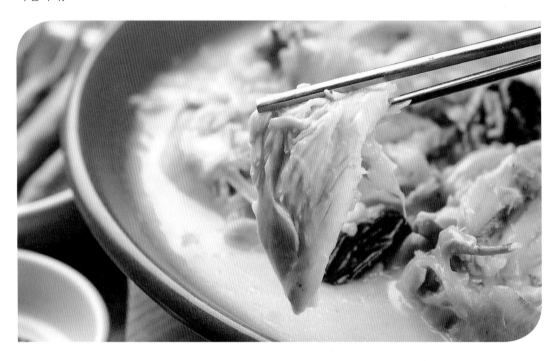

QR code

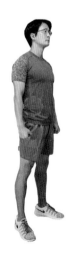
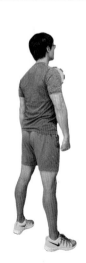

영상을 보고
전신 체조를 하자

닭백숙은 좋은 단백질 공급원이므로 근육 운동과 좋은 궁합을 이룬다(근육은 주로 단백질로 이루어져 있다).

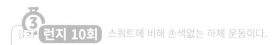 **런지 10회** 스쿼트에 비해 손색없는 하체 운동이다.

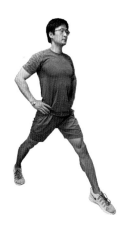

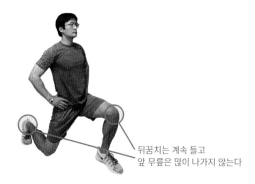

뒤꿈치는 계속 들고
앞 무릎은 많이 나가지 않는다

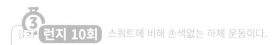 **전신 체조(손등 터치 후 발목 잡기) 10회** 팔다리를 이용한 전신 체조 동작이다.

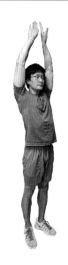

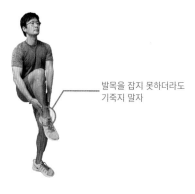

발목을 잡지 못하더라도
기죽지 말자

 닭백숙처럼 칼로리가 높은 음식일 경우 밥까지 먹는 습관은 삼가는 게 좋다. 습관을 바꾸려면 신호 다음의 반복 행동 즉, 고기를 먹으면(신호) 밥도 먹는(반복 행동) 체계부터 바꿔야 한다. 그래야 '날씬'이라는 보상이 따른다.

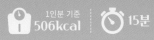

1인분 기준
506kcal | 15분

010 제육덮밥 운동법

직장 생활을 할 때 가장 많이 먹은 점심 메뉴가 과연 뭘까 생각해봤다. 몇 가지가 떠올랐지만 가장 유력한 1위 후보가 제육덮밥이다. 고추장 양념에 살과 기름이 적당한 돼지고기와 양파 등의 채소가 어우러져 따끈한 밥과 함께 먹는 제육덮밥은 소시민의 만찬이다.

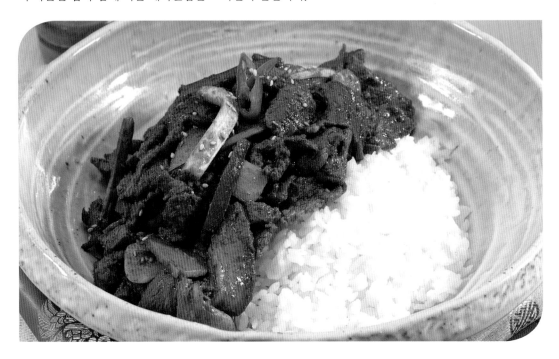

QR code

영상을 보고
복근 운동 실시

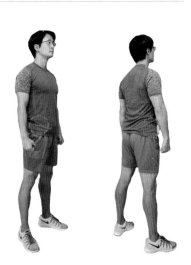

앉아서 TV를 보며 복근 운동을 함께 하면 일거양득, 일석이조, 꿩 먹고 알 먹고, 도랑치고 가재 잡고, 님도 보고 뽕도 따고, 마당 쓸고 동전 줍고, 누이 좋고 매부 좋고…

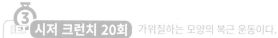

SET 3 시저 크런치 20회 가위질하는 모양의 복근 운동이다.

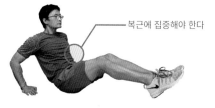

복근에 집중해야 한다

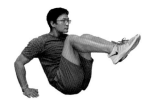

SET 3 러시안 트위스트 15회 이름부터 뭔가 운동이 될 것 같다. 복횡근과 복사근 강화에 좋다.

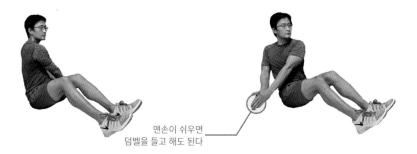

맨손이 쉬우면
덤벨을 들고 해도 된다

 돼지고기는 비타민 B1이 소고기보다 열 배 정도 높고 몸에 좋은 리놀렌산 등 불포화지방산 역시
소고기에 비해 많은 반면 가격은 상대적으로 낮다. 굳이 소고기를 먹을 이유가 있을까.

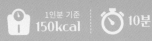
011 된장찌개 운동법

제일 맛있었던 된장찌개는 친구 준성이 엄마가 끓여준 된장찌개다. 오랜 자취생활을 하며 이 집 저 집을 전전하며 허기를 채우곤 했는데 된장찌개 솜씨는 준성이 엄마가 최고였다. 춥고 배고프던 시절이라 그 랬을까. 보글보글 육수에 굵은 멸치와 호박과 두부까지 듬뿍 넣은 뒤 구수한 된장을 잘 풀어낸 된장찌개 하나면 큰 위로가 됐다.

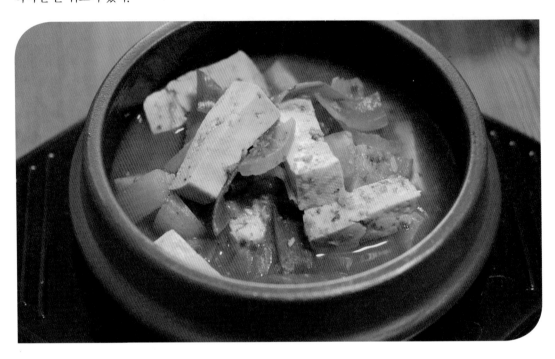

QR code

영상을 보고
가슴을 탄력 있게 만들자

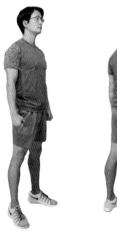
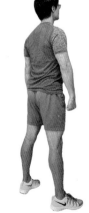

팔굽혀펴기나 벤치프레스가 아니더라도 가슴을 자극할 수 있는 좋은 맨몸 운동이다(물론 병행하면 더 좋다).

3 SET 맨손 팩덱 플라이 12회 보통 머신으로 하지만 맨손으로도 가능한 가슴 운동이다.

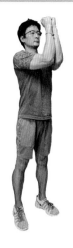

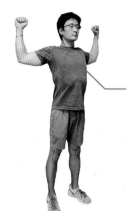

팔 운동 아니고
가슴 운동이니 가슴을 느껴라

 3 SET 체스트 업 15회 처진 가슴을 올려주는 운동이다.

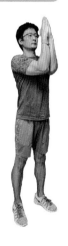

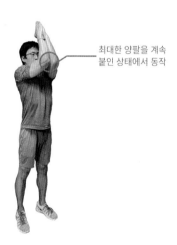

최대한 양팔을 계속
붙인 상태에서 동작

다이어트를 하려면 가급적 국이나 찌개는 삼가는 게 좋다. 간이 많이 된 국물은 칼로리와 상관없이 다이어트에 도움이 안 된다. 그래도 참을 수 없다면 일주일에 한 번 '치팅데이'를 정해서 먹는걸 추천한다.

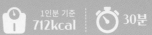
012 부대찌개 운동법

강북에서 어린시절 대부분을 보낸 덕에 미군 부대가 있는 의정부에 사는 친구들이 많았고 그곳에는 무엇보다 내로라하는 부대찌개 식당들이 서로 원조라 우기며 성업 중이었다. 대를 이어 의정부에 살던 친구 어머니는 우리를 진짜 원조 부대찌개 식당으로 안내했다. 한동안 의정부를 들락거린 건 순전히 부대찌개 때문이었다.

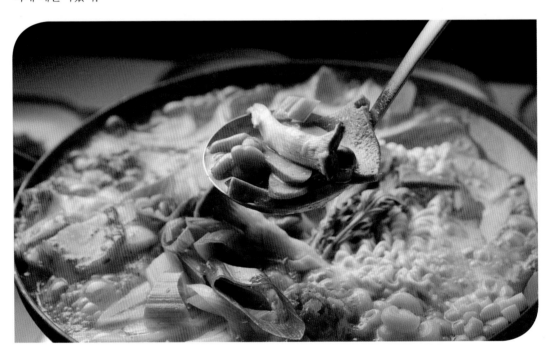

QR code

영상을 보고
덤벨 운동을 해보자

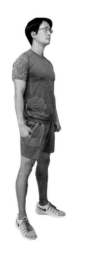
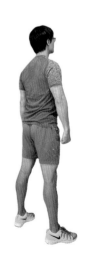

일반적으로 알려져 있는 운동은 아니지만 효과 높은 덤벨 운동을 준비했으니 어서 자신의 것으로 만들기 바람.

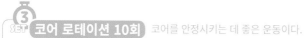

SET 3 · 코어 로테이션 10회 코어를 안정시키는 데 좋은 운동이다.

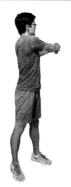 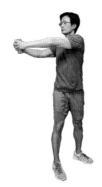

* 코어 근육 = 횡격막, 복횡근, 다열근, 골반저근을 말한다.

SET 3 · 덤벨 스윙 15회 전신 운동 중 하나다. 덤벨보다 케틀벨로 하면 더 편하다.

이 운동의 중심은
엉덩이다

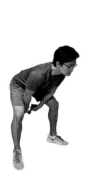 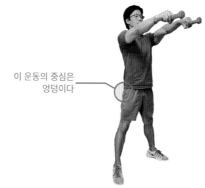

SET 3 · 덤벨 로우 20회 대표적 등 운동 중 하나다. 등살 빼려면 도전하자.

등을 충분히 수축하고 이완한다

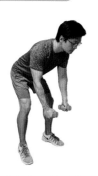 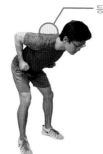

 건강 강연을 다니며 언행일치를 하려고 노력한다. 부대찌개는 칼로리, 나트륨, 콜레스테롤 모두 높고 특히 주재료인 가공육은 발암성이 높다. 이 글을 쓰기 직전 저녁 식사로 부대찌개를 먹은 건 '안 비밀'이다.

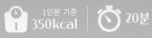

013 메기매운탕 운동법

매운탕을 즐겨 먹진 않는다. 유일하게 찾아 먹던 매운탕이 바로 메기매운탕이다. 학교에서 선수들을 가르치던 시절, 전국 우승기를 안고 찾았던 곳이 바로 학교 근처에 있던 메기매운탕 집이다. 메기매운탕에 소주 한 잔 곁들여 그간의 노고를 스스로 자축했다. 청춘의 한 페이지다.

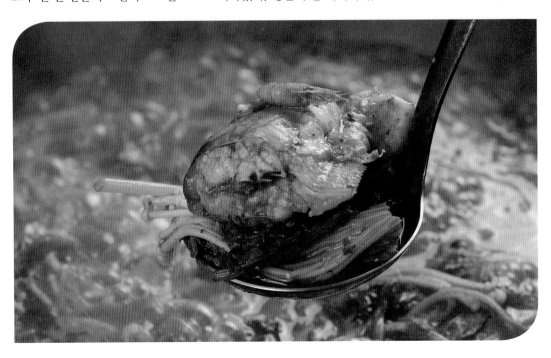

QR code

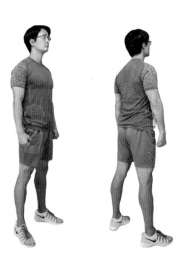

영상을 보고
뱃살을 혼내주자

서서 하는 복근과 복사근 운동으로 뱃살이 빠지는 건 아니지만 깜짝 놀라기는 할 거다(뱃살 빼려면 먼저 소식과 걷기부터).

3 SET 서서 하는 복근 운동 20회 팔다리를 움직이지만 복근 운동에 가깝다.

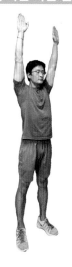

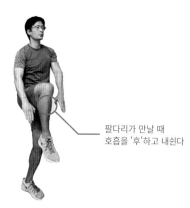

팔다리가 만날 때
호흡을 '후'하고 내쉰다

3 SET 사이드 벤드 20회 서서 하는 옆구리(복사근) 운동이다.

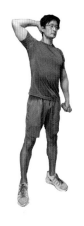

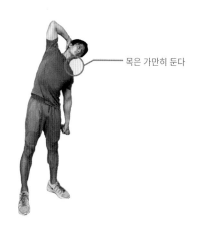

목은 가만히 둔다

메기는 정력에 좋다는 소문이 돈다. 우리나라 남자들은 이상하게 정력에 좋다면 별걸 다 먹는다.
쓸 데도 없으면서… 사실 정력에 제일 좋은 건 운동이다. 뭘 많이 먹어서 정력이 좋아진다는 건
낭설인 경우가 대부분이다.

014 소고기뭇국 운동법

소고기와 무가 만나 소고기뭇국이 되었다. 조화로움이 이보다 뛰어난 음식이 있을까. 후기 인상주의의 대가 '폴 세잔'이 평생 과업으로 삼아 화폭에 담으려 했던 '조화와 균형'을 음식으로 표현한다면 바로 소고기뭇국이다. 소고기 따로 무 따로 낼 수 없는 맛을 둘이 어우러져 한 폭의 그림이 됐다.

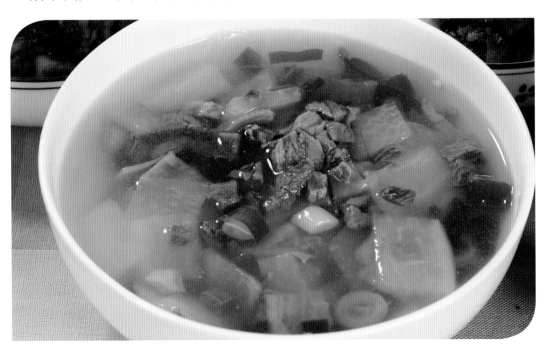

QR code

영상을 보고 빡센 복근 운동에 도전!

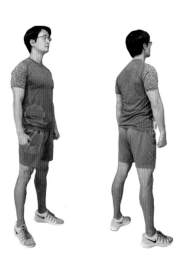

복근 운동의 강도를 상중하로 나눈다면 이 두 운동은 '상'에 속하니 어서 도전하길...

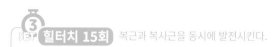 **힐터치 15회** 복근과 복사근을 동시에 발전시킨다.

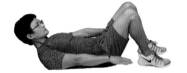
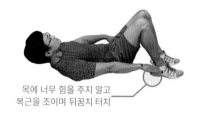

목에 너무 힘을 주지 말고
복근을 조이며 뒤꿈치 터치

토터치 10회 난이도 최상의 복근 운동이다.

원래는 발가락을 터치하는 건데
발목만 만져도 성공!

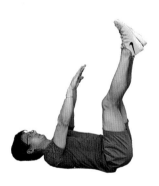
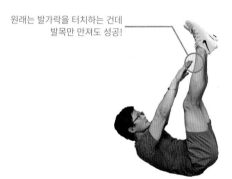

 예나 지금이나 제일 좋아하는 국은 소고기뭇국이다. 그러나 두 그릇 먹는 건 반칙이다. 심리학에 희소성의 법칙이라는 게 있다. 풍족한 것보다 조금 모자란 듯해야 값어치가 올라간다. 반찬이 맛있을수록 과식하지 않는다.

015 순두부찌개 운동법

멜로디가 그토록 좋아하던 순두부찌개. 멜로디는 태권도를 배우던 제자이며 종로의 ** 어학원에서 영어를 가르치던 멕시코계 미국인이다. 그녀의 한국 사랑은 각별했고 특히 한국 음식이라면 가리지 않고 잘 먹었다. 하루는 그녀에게 물었다. "제일 좋아하는 한국 음식은?" 잠시의 망설임도 없이 "쑨두부!"

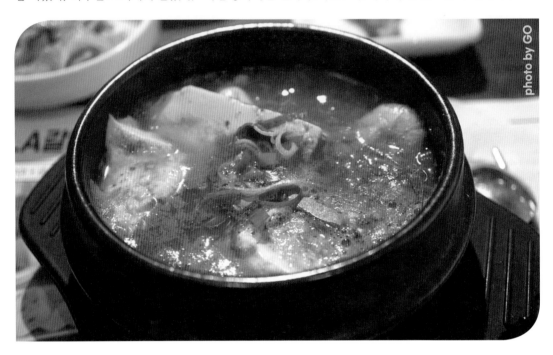

photo by GO

QR code

영상을 보고
근육을 만들자

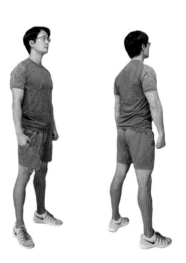

사실 근육은 만든다기보다 키운다고 하는 게 맞다. 하체 대표 런지와 상체 대표 푸쉬업으로 근육을 키우자.

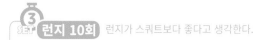

SET 3 **런지 10회** 런지가 스쿼트보다 좋다고 생각한다.

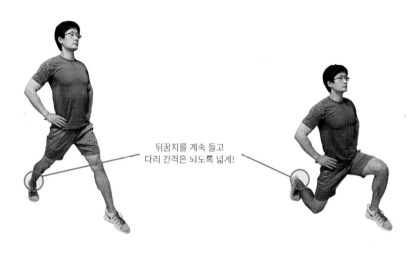

뒤꿈치를 계속 들고
다리 간격은 되도록 넓게!

SET 3 **푸쉬업(무릎 대고) 10회** 초보자도 할 수 있다.

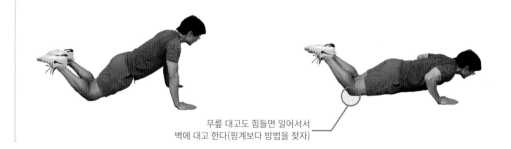

무릎 대고도 힘들면 일어서서
벽에 대고 한다(핑계보다 방법을 찾자)

순두부를 포함한 두부에는 단백질 성분이 많다. 또한 계란도 하나 톡 까 넣는 순두부찌개라면 말할 것도 없다. 단백질=근육. 이 공식을 잘 기억하기 바란다. 고로, 순두부찌개에는 근력 운동이 딱이다.

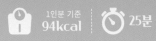
016 미역국 운동법

생일에 미역국을 먹는 유일한 나라가 우리나라가 아닐까. 당나라 문헌인 '초학기'에 따르면 고래가 새끼를 낳고 미역을 뜯어 먹어 상처를 낫게 하는 것을 보고 고려인들이 산모에게 미역을 먹이기 시작했다고 한다. 산모를 위한 미역국이 생일날 먹는 음식으로 이어져 온 것이다.

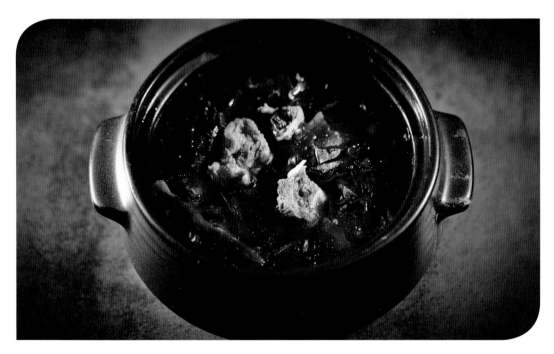

QR code

영상을 보고 싱글 레그 데드리프트를 배워보자

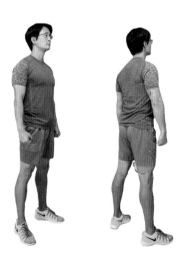

뒤태를 예쁘게 만드는 운동인 데드리프트는 이미 유명하다. 이 기회에 싱글 레그 데드리프트까지 해보자.

싱글 레그 데드리프트 8회 햄스트링 자극에 이 운동이 최고다.

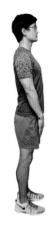

몸통과 다리가
쭉 직선이 돼야 한다

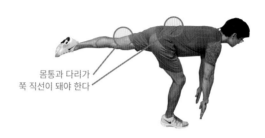

 데드리프트 10회 싱글 레그 데드리프트가 안 되는 사람은 이것부터 연습!

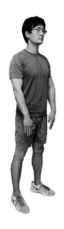

이 운동 하나면 뒤태 완성이다
(숙일 때 등허리를 쫙 편다)

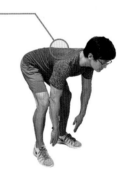

＊ 이 책에서 데드리프트는 '루마니안 데드리프트'를 말한다.

미역은 저칼로리에 무엇보다 칼슘과 아이오딘(요오드) 성분이 풍부하다. 미역국은 다이어트 식품으로 안성맞춤이지만 보통 소고기나 조개 등을 넣고 맛을 내니 근육 형성에도 도움이 된다.

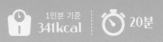
017 순댓국 운동법

해외여행을 가면 군이 한식을 찾아 헤매지 않는다. 간혹 일행 중에 한식 타령을 하는 사람을 볼 때마다 '집에 있지. 뭐 하러 왔니?'라는 혼잣말을 하곤 한다. 장기 출장으로 오랜 기간 해외에 머무를 때도 한식이 생각난 적이 없다가 유일하게 그리운 음식이 생겼는데 그게 바로 순댓국이다.

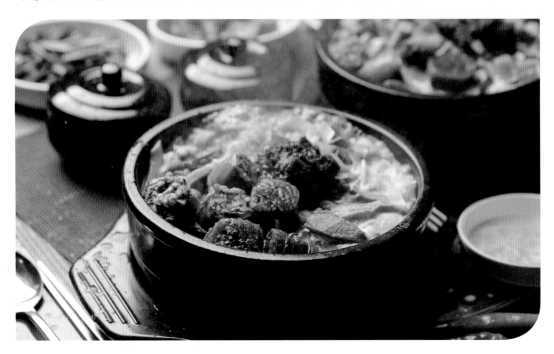

QR code

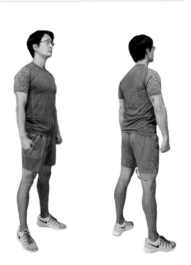

영상을 보고
등을 예쁘게 만들자

우리나라 여성이 제일 운동 안 하는 부위가 등이라는 통계가 있는데 등은 하체 다음으로 큰 골격근이 모여 있는 곳이기에 안 하면 손해가 크다.

③
SET **데드리프트 20회** 전신 운동이지만 등 운동에도 빠질 수 없다.

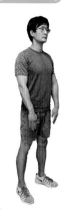
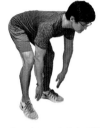

＊데드리프트 자세만 정확히 익혀 두면 다른 운동이 쉬워진다.

③
SET **덤벨 로우 20회** 광배근을 자극하는 운동이다.

등을 수축하고 이완하는 느낌을
찾는 게 관건이다

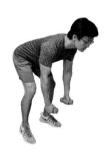
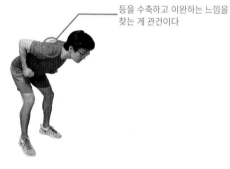

②
SET **백익스텐션 10회** 체육인에게 필수 운동.

허리 아픈 사람은
무리하지 말 것!

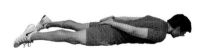
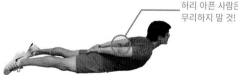

 순댓국을 먹다 보면 순대보다 다양한 부위의 고기가 더 많음을 발견한다. 순댓국이 과연 순댓국이
냐 고깃국이냐를 굳이 따지지 않는다. 건더기만 많으면 헤헤 웃음이 나오며 고마울 따름이니까.

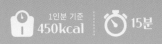
018 갈비탕 운동법

탕류 중에 가장 많이 먹은 탕을 꼽으라면 주저 없이 갈비탕이다. 하도 많이 먹어서 언젠가는 좀 덜 먹어야겠다고 마음먹을 정도다. 갈비탕의 장점은 다른 부위에서는 도저히 흉내 낼 수 없는 고기의 다양한 상태다. 담백하면서 기름진 맛과 야들야들하면서 쫄깃한 식감은 입맛을 돋운다.

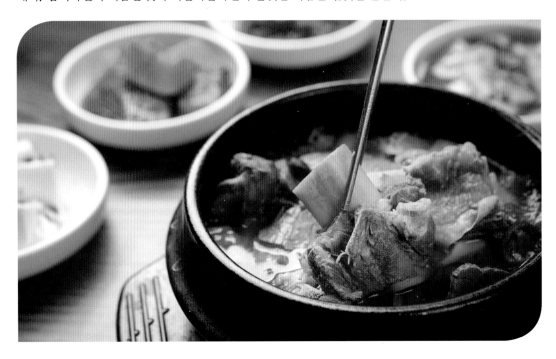

QR code

영상을 보고
이두박근을 뽐내자

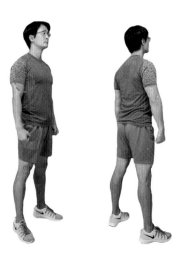

이두박근을 흔히 알통이라고 하는데 예쁜 알통을 만드는 데는 이 두 가지 운동이면 충분하다.

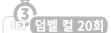 **덤벨 컬 20회** 이두박근 운동의 대표 주자. 일명 '알통'을 키우는 운동!

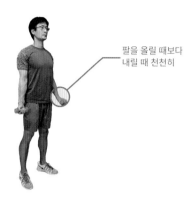
팔을 올릴 때보다
내릴 때 천천히

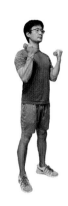

* 여기서 잠깐: 모든 근력 운동은 근육을 이완할 때 더 집중해서 천천히 한다. 이를 신장성 근력이라고 하는데 근력이 아닌 중력을 사용하면 운동 효과가 떨어지고 부상의 위험도 있다. 즉, 힘을 안 줘도 저절로 수행이 가능한 상황(팔을 내릴 때)에서 자신의 근육을 동원해서 속도를 조절해야 한다.

햄머 컬 20회 덤벨 컬과 형제다.

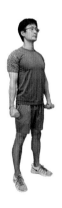

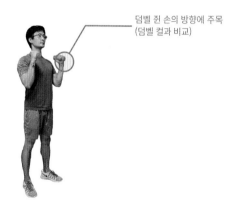
덤벨 쥔 손의 방향에 주목
(덤벨 컬과 비교)

 갈비탕이 갈비탕이 아닌 경우가 허다하다. 갈비 부위가 아닌 마구리(뼈)를 쓰는 식당이 생각보다 많다. 참고로 갈비와 마구리의 가격 차이는 8배까지 난다고 한다. 손님은 왕이 아닌 봉이냐?

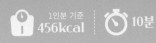

1인분 기준
456kcal | 10분

019 메밀국수 운동법

메밀국수 하면 판 메밀국수다. 국물이 부어져 나오는 메밀국수는 내가 아는 메밀국수가 아니다. 메밀은 동맥경화를 막아주고 자양 강장의 효과가 있다고 해서일까, 부드러운 메밀 면발을 간장소스에 살짝 찍어 한 입 먹으면 왠지 살이 빠지고 건강해질 것 같은 느낌이 든다. 입맛 없을 때 메밀국수 한 판이면 오케이!

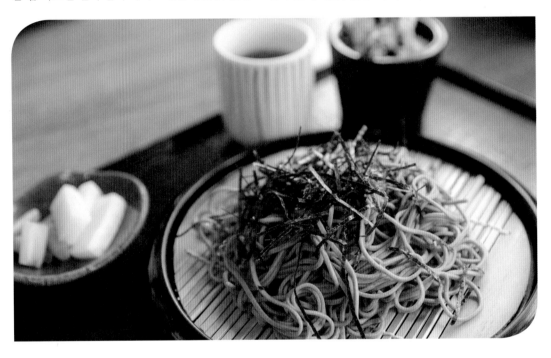

QR code

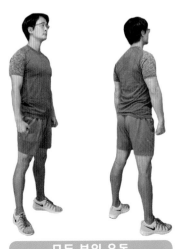

영상을 보고 멋진 포즈를 잡아보자

메밀국수와 어울리는 운동이 무얼까 생각하다가 즐겨하는 요가 자세로 정했다(보디빌더의 몸보다 요가 마스터의 몸을 훨씬 좋아한다).

모든 부위 운동

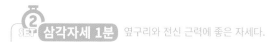

삼각자세 1분 옆구리와 전신 근력에 좋은 자세다.

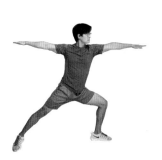
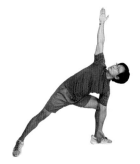
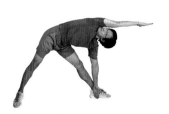

＊ 상체가 내려갈 수 있는 만큼만 숙인다(뭐든 그렇지만 무리하다 탈 난다).

나무 자세 1분 균형 감각을 키우고 자세를 바로잡아준다.

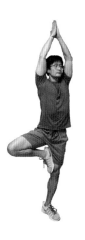
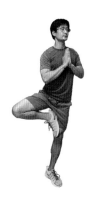

＊ 마무리 운동으로 추천하는 자세다.

 다 같아 보이는 음식 중 하나가 메밀국수인데 희한하게 맛은 식당마다 천차만별이다. 수타 메밀국수에 튀김까지 맛난 집이 건대 쪽에 있었는데 지방으로 이전했다. 개인적으로 아쉬울 따름이다.

020 평양냉면 운동법

1인분 기준 542kcal | 10분

습습한 맛의 대명사! 바로 평양냉면이다. 평소 담백한 맛을 즐기는 사람에게는 평양냉면이 제격이다. 가수 '존박'의 평양냉면 사랑은 유명한데 나 역시 주억거리며 공감을 표했다. 자극적이지 않은 음식일수록 맛을 내기가 힘들기에 정성이 곱으로 깃들어야 한다. 자칫하면 '습습'이 아닌 '밍밍'이 될 수 있기에.

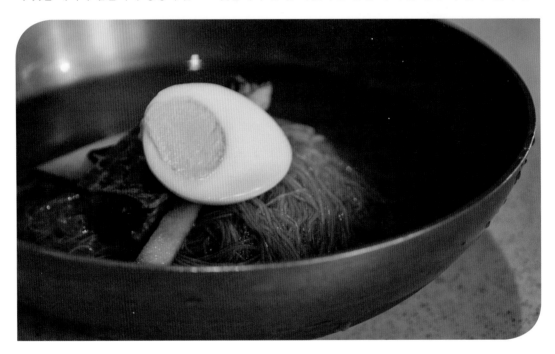

QR code

영상을 보고
몸 상태를 점검하자

꼭 달리기를 하거나 웨이트 트레이닝을 하지 않더라도
간단한 동작만으로 몸 상태를 좋게 만들 수 있다.

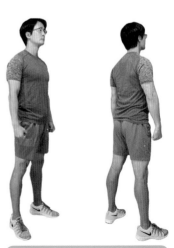

모든 부위 운동

②SET 갈랜드 포즈(말라사나) 1분 쪼그려 앉기 힘들면 고관절 운동 필수!

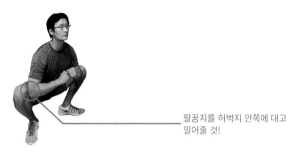

팔꿈치를 허벅지 안쪽에 대고
밀어줄 것!

②SET 플랭크 포즈 1분 가장 기본인 플랭크 자세.

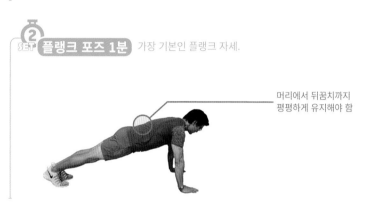

머리에서 뒤꿈치까지
평평하게 유지해야 함

②SET 포워드 벤드 1분 어깨부터 햄스트링까지 유연성을 키우는 동작.

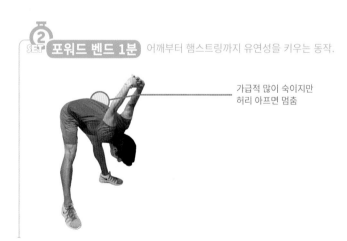

가급적 많이 숙이지만
허리 아프면 멈춤

정성껏 만든 음식에 겨자와 식초 따위를 과하게 얹는 건 예의가 아니다. 일단 맛을 반쯤 보고 그래도 안 되겠다 싶으면 그때 넣어도 늦지 않다. 고기는 소금, 샐러드는 드레싱, 회는 초장 맛으로 먹는 사람이 의외로 많다.

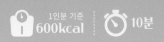

1인분 기준 600kcal | 10분

021 함흥냉면 운동법

평양냉면을 다뤘으니 함흥냉면이 빠질 수 없다. 이건 마치 '짜장면'이냐 '짬뽕'이냐의 논쟁과 다를 바 없다. 함흥냉면은 가자미회를 넣는 게 정석이지만 함흥 지방을 떠나며 구하기 쉬운 홍어회로 바뀌었고 명태회를 넣는 식당도 상당한데 어떤 것이든 감질나지 않게 듬뿍 넣어주기만을 바랄 뿐이다.

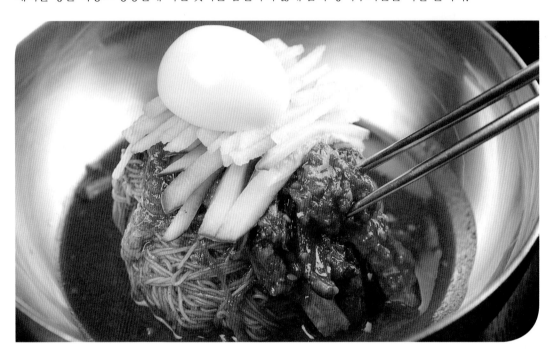

QR code

영상을 보고
아픈 곳을 다스리자

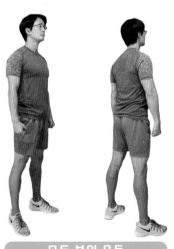

아프다고 칭얼대고 안 낫는다고 투덜대기 앞서 몸에 유익한 동작부터 꾸준히 해보는 건 어떨까?

모든 부위 운동

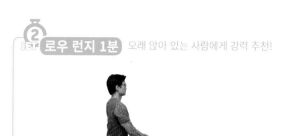

SET ② 로우 런지 1분 오래 앉아 있는 사람에게 강력 추천!

오래 앉아서 짧아진
장요근을 늘리는 운동

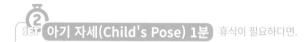

SET ② 아기 자세(Child's Pose) 1분 휴식이 필요하다면.

편안한 마음으로 자세를 취하는데
엉덩이가 뒤꿈치에 닿도록 한다

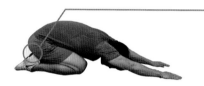

SET ② 버드독 자세 1분 베스트셀러 <백년 허리>에 소개된 허리에 좋은 운동과 비슷하다.

골반이 틀어지지 않게

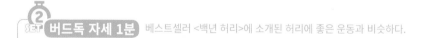

＊중심 잡기 어려우면 팔을 내려도 된다.

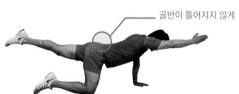

 평양냉면은 물냉면, 함흥냉면은 비빔냉면이라 보면 된다. 함흥냉면 전문 집에 가서 물냉면을 시키는 우를 범하지 않기 바란다. 맛이나 정성이나 '전문'은 다르기 마련이다. 의사도 전문의가 있지 않나.

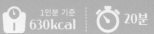
022 소머리국밥 운동법

누군가 그랬다. 소는 머리부터 발끝까지 다 먹고 싶다고. 처음엔 잔인하게 들렸는데 생각해보니 나 역시 머리부터 발끝까지 다 먹지 않나. 전에 소의 눈망울을 보고 어쭙잖게 시를 한 편 쓴 적이 있다. 오늘 새삼 소에게 고맙고 미안한 맘이 든다.

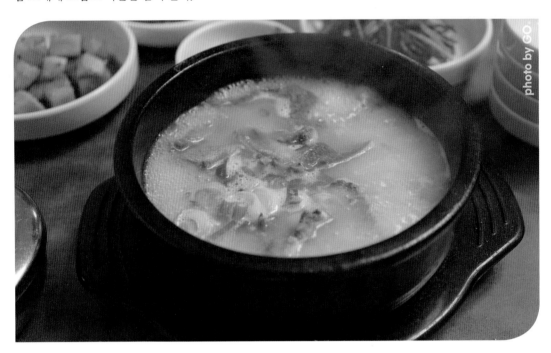

photo by GO

QR code

영상을 보고 튼튼한 허벅지를 만들자

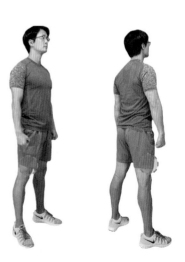

무거운 중량을 다뤄야만 효과를 보는 게 아니라는 걸 증명하는 허벅지 운동이다(힙업은 당연).

SET 3 사이드 런지 8회 런지 중 제일 힘듦.

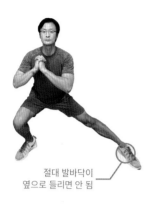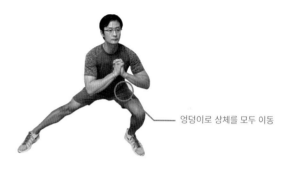

엉덩이로 상체를 모두 이동

절대 발바닥이
옆으로 들리면 안 됨

※ 밑의 QR코드 영상 참조.

SET 3 고블릿 스쿼트 15회 맨손보다는 중량을 들고 하는 게 좋음.

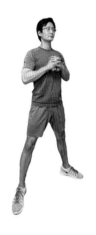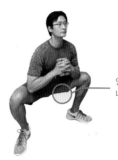

엉덩이가 무릎보다 아래까지
내려가야 효과 상승

 통인시장 근처에 <인왕식당>이라는 국물 맑은 소머리국밥집이 있다. 이 글을 쓴 뒤 그 집에 가서
국밥 한 그릇 해야겠다. 음식 관련 글을 쓰면 쓸수록 고기를 덜먹어야겠다는 생각이 든다(마음만
은 그렇다고…).

023 청국장찌개 운동법

된장과 청국장의 차이를 정확히 알고 있는 사람이 얼마나 될까. 둘의 차이는 시간과 균이다. 콩을 발효 시킨다는 점에서 같지만 청국장은 2~3일이면 만드는 반면 된장은 몇 달이 걸리고 청국장은 고초균(바 실루스)을 이용하고 된장은 누룩곰팡이(아스퍼길러스)를 이용해 만든다. 마들역 근처에 〈청가〉라는 가 성비 아주 좋은 청국장집이 있는데 낮에만 판다.

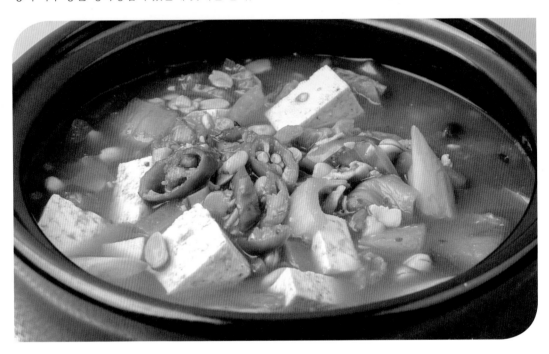

QR code

영상을 보고
난도 높은 운동에 도전

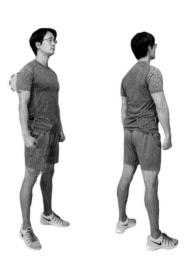

플랭크 중에 어려운 플랭크고 푸쉬업 중에 어려운 푸쉬업 이다. 초보자는 기초부터 튼튼히 하고 다시 도전.

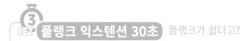 플랭크 익스텐션 30초 플랭크가 쉽다고?

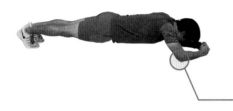

보통의 엘보 플랭크보다 팔꿈치를
머리 쪽으로 이동하면 난이도가 높아진다!

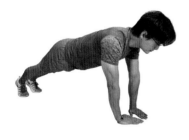 트라이셉스 푸쉬업 10회 삼두 운동의 최강자.

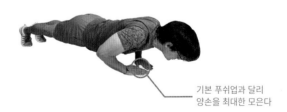

기본 푸쉬업과 달리
양손을 최대한 모은다

 청국장 성분에 주목할 건 토코페롤과 사포닌이다. 항암, 노화 방지 등의 효과가 있다. 냄새 좀 나면 어떤가. 사람 냄새 풀풀 풍기는 사람이 좋은 사람이듯 청국장도 냄새를 풍기며 제 역할을 다할 뿐이다.

잔치국수 운동법

지금이야 흔하디 흔한 음식이고 다른 음식에 비해 가격도 저렴하지만 밀가루가 귀하던 시절 장수의 의미를 담아 손님에게 내놓던 음식이 바로 잔치국수다. 취향에 따라 다르겠지만 잔치국수 하면 아무래도 멸치 국물에 담백한 고명이 잘 어울린다. 후루룩 쩝쩝 몇 번 하면 허기가 사라지고 한 그릇이 금세 비워진다.

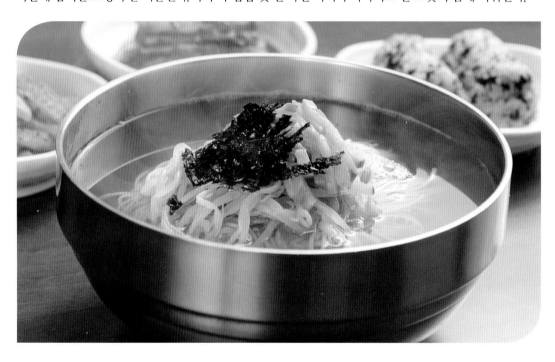

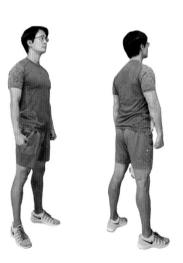

영상을 보고
잘 따라해보자

QR code

한쪽 다리를 이용해서 근력과 유연성을 동시에 키우는
운동이다.

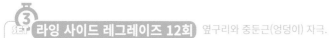 **라잉 사이드 레그레이즈 12회** 옆구리와 중둔근(엉덩이) 자극.

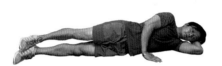

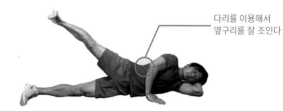

다리를 이용해서
옆구리를 잘 조인다

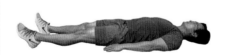 **라잉 스트레이트 레그레이즈 10회** 누웠다고 다 편한 게 아니다.

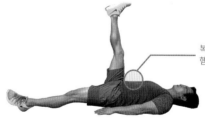

복근을 단련하고
햄스트링을 유연하게 한다

 국수 사랑이 대단했던 아버지는 거의 매일 잔치국수를 드셨는데 한 번 드시는 양이 상상을 초월할 정도였다. 배곯고 살던 아버지의 청춘이 국수에 투영되어 그런 것이리라 이제야 회상한다.

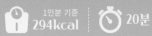
025 **동태찌개 운동법**

해장하면 동태찌개다. 동태의 성분 중에는 간 해독에 좋은 메티오닌 성분이 풍부한데 비싼 생태보다 오히려 저렴한 동태가 100g당 40mg 정도 더 많다. 그 밖에도 여타 아미노산과 비타민 B1 성분도 해독을 돕는데 좋다. 보글보글 끓인 동태찌개에 빠지지 않는 두부 역시 최고의 음식임은 두말하면 잔소리다.

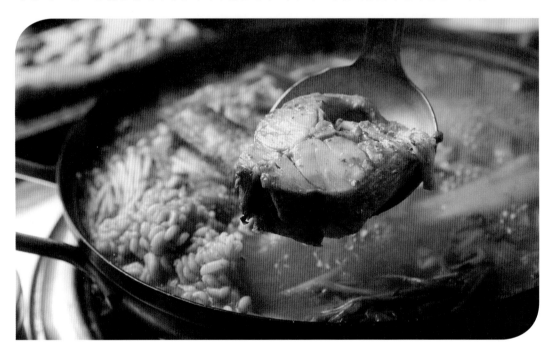

QR code

**영상을 보고
스포츠를 즐겨볼까**

스케이터의 스피드와 볼러의 파괴력을 상상하면서
두 운동을 열심히 하면 살이 쪽 빠질지도 모르겠다.

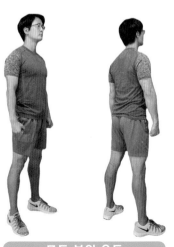

모든 부위 운동

③ SET 스케이터 15회 스케이팅을 하는 기분으로!

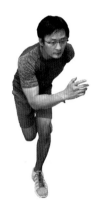 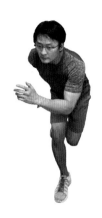

* 순발력 및 균형감각과 하체의 힘이 요구된다(어색해도 웃지 말고 하자).

③ SET 볼러 10회 볼링 선수의 시원한 스트라이크를 연상하자.

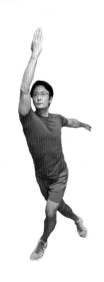 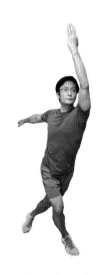

* 몸치는 딱 이 운동을 시켜보면 안다(폼이 10인 10색이다).

 동태찌개에 추가해서 먹곤 하는 곤이와 이리에 대해 잘못 알고 있는 사람이 많다. 흔히 '알'로 알고 있는 부위가 '곤이'고 '곤이'로 알고 있는 부위는 '이리'다. 둘 다 콜레스테롤이 높은 편이니 동태찌개는 동태 살 위주로 먹자.

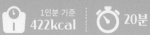
026 칼국수 운동법

잘 빚은 면발에 정성껏 끓인 육수를 부어 먹는 칼국수는 미군의 구호품으로 밀가루가 들어오면서부터 서민의 대표적인 음식이 되었다. 기호에 따라 멸치, 닭, 바지락 등으로 육수를 낸다. 전직 대통령 중 한 사람은 칼국수를 워낙 좋아해서 단골 식당 주인이 청와대에 들어가 제조 비법을 전수했다고 전해진다.

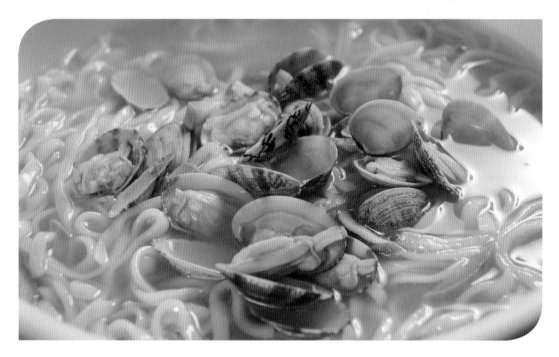

QR code

영상을 보고
기능성 운동을 해보자

운동의 목적은 타인에게 자랑하기 위함이 아니라 자신의 건강과 실생활에 도움이 되어야 한다.

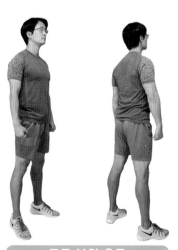

모든 부위 운동

SET 3 무릎 올리고 손등 치기 10회 균형 감각과 어깨 자극.

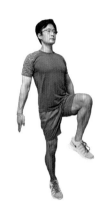
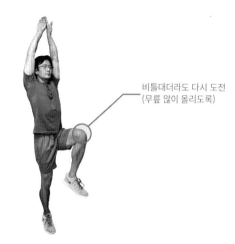

비틀대더라도 다시 도전
(무릎 많이 올리도록)

SET 3 기능성 운동 8회 이런 운동이 진짜 실생활에 도움 됨.

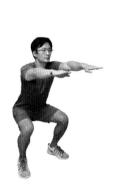
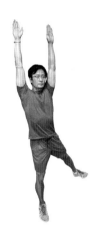
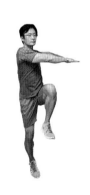

* 사진으로 따라하기 힘듦(QR코드 이용!).

 나트륨 함량 1위가 칼국수라는 기사를 본 적이 있다. 면을 빚을 때 소금으로 밑간을 해서 그럴 것이다. 육수에도 들어가고. 그럴 경우 국물은 남기는 지혜가 필요하다.

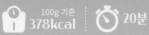
027 소불고기 운동법

보통 소불고기는 등심살 중 낮은 등급의 고기를 사용한다. 고기 질이 조금 떨어지더라도 양념으로 맛을 낼 수 있기 때문이다. 외국인에게 뻔한 '두 유 노우?' 질문에서 항상 빠지지 않을 정도로 우리나라를 대표하는 세계 속 음식이 바로 불고기다.

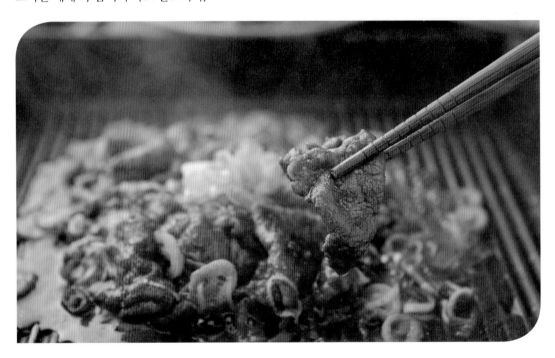

QR code

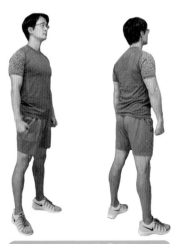

영상을 보고
인터벌 트레이닝에 도전

전국 1등 선수를 많이 배출한 비결이 뭐냐고 묻는다면 인터벌 트레이닝이라고 주저 않고 이야기함.

모든 부위 운동

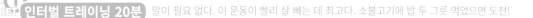

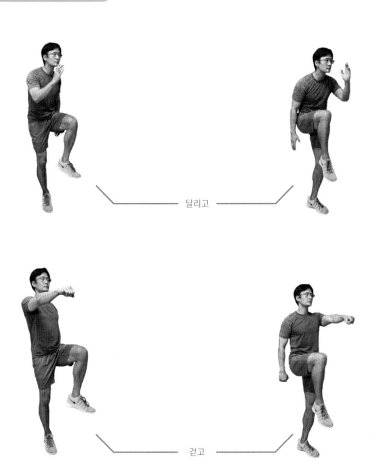

SET 1 인터벌 트레이닝 20분 말이 필요 없다. 이 운동이 빨리 살 빼는 데 최고다. 소불고기에 밥 두 그릇 먹었으면 도전!

달리고

걷고

※ 달리다 걷다를 반복하는 운동인데 이 운동으로 선수들 체중 감량과 순발력을 동시에 잡았다. 여러 면에서 효
   과 큰 운동이다. 가까운 공원에 나가서 실천해보기 바란다. 달리고 걷는 시간은 숙련자 2:1, 중급자 1:1, 초급
   자 1:2의 비율로 하면 된다. 일단 1분 달리고 2분 걷기부터 3세트만 해보자.

외국에서 제자나 손님이 올 경우 첫날엔 무조건 불고기 식당으로 데리고 가는 걸 보면 나도 뻔한
사람이다. 뻔한 인터벌 트레이닝으로 뻔 시리즈에 동참하자. 뻔하지만 효과는 크다.

1인분 기준
540kcal | 20분

028 스팸 김치볶음밥 운동법

맛이 없으려야 없을 수 없는 조합이다. 식은 밥에 김치와 스팸을 총총 썰어 넣고 볶아 먹으면 무엇이 부러우랴. 거기다 계란 프라이만 하나 딱 얹어 주면 유명 셰프가 요란을 떨며 차려 나온 요리 못지않다. 음식은 손맛이라는 데 동의하지만 손맛 필요 없는 유일한 음식이 있다면 스팸 김치볶음밥이 아닐까.

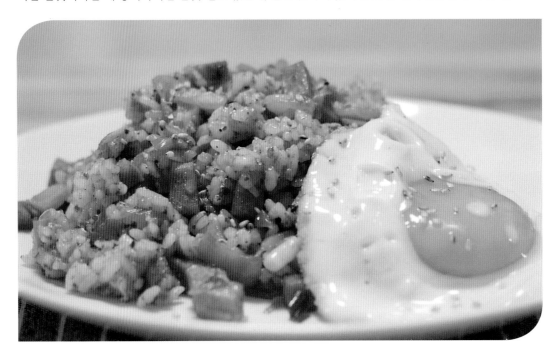

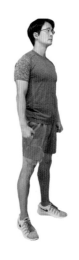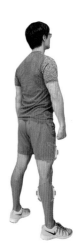

QR code

영상을 보고
종아리 운동에 도전

첫 번째 운동으로 허벅지와 엉덩이를 자극하고 두 번째
운동으로 종아리까지 자극하면 하체 완성!

SET 3 **와이드 스쿼트 15회** 허벅지 안쪽과 엉덩이를 탄탄하게.

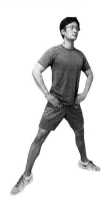

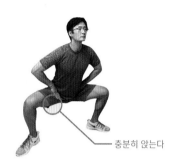

충분히 앉는다

SET 3 **카프레이즈 10회** 종아리(Calf)와 발목을 강화하는 운동. 발목 잘 삐는 사람 추천!

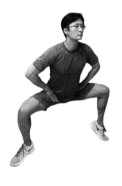

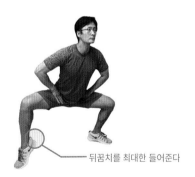

뒤꿈치를 최대한 들어준다

* 근육통 중에 제일 무서운 부위가 종아리다. 허벅지는 아파도 걸을 순 있는데 종아리 아프면 걷기도 힘들다. 무리하지 말자.

계란은 스팸 김치볶음밥일 경우는 프라이를 따로 해서 올려 먹는 게 낫고 스팸이 빠진 김치볶음밥만 먹을 땐 터뜨려 함께 볶는 게 좋다. 이런들 저런들 맛은 보장한다.

1인분 기준
700kcal | 30분

029 백반 운동법

체육관을 운영하던 당시 체육관 옆 건물 1층에 백반집이 있었다. 60대 주인장 부부가 막 지은 밥과 정갈한 반찬에 단골에게는 계란 프라이 하나씩 얹어주던 사람 냄새 진하게 풍기던 곳이었다. 수년간 그 백반집에서 신세를 지며 허기를 면하곤 했다. 구수한 밥 냄새와 두 분의 사람 냄새가 오늘따라 그립다.

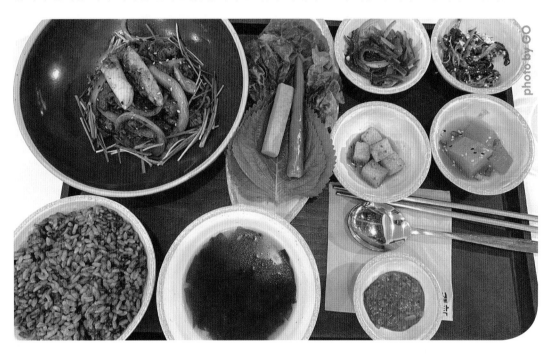

photo by GO

QR code

영상을 보고 PDSP에 도전

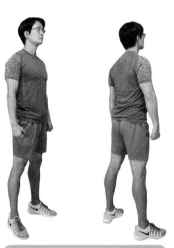

가슴, 등, 하체, 코어의 대표 운동을 모은 PDSP로
기초 근육을 튼튼하게 만들어보자.

모든 부위 운동

SET **PDSP(푸쉬업, 데드리프트, 스쿼트, 플랭크)** 횟수는 할 수 있는 만큼.

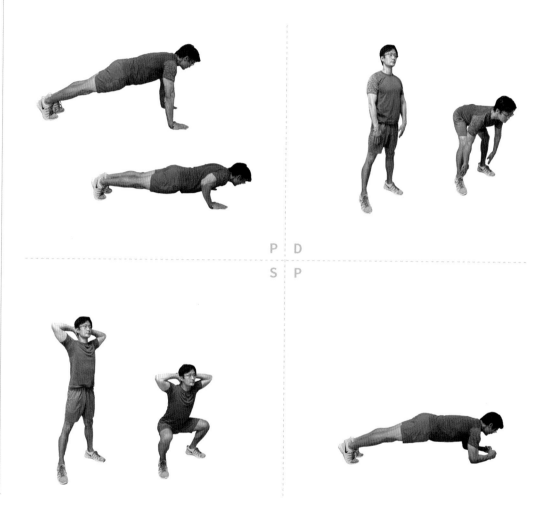

P D
S P

* 우리 인체의 가장 큰 골격근이 있는 가슴(P푸쉬업), 등(D데드리프트), 하체(S스쿼트)를 발달
시키는 운동들이다. 여기에 P플랭크를 보태 PDSP라는 이름으로 강의하고 다녔다. P(push-
up), D(deadlift), S(squat), P(plank). 다른 운동은 까먹더라도 이 운동들은 꾸준히 해보자.

 요즘도 백반집을 찾는다. 뭐든 자주 먹으면 질리는데 백반은 그렇지 않다. 집집마다 반찬과 국과
밥맛이 다른 재미가 있거니와 어릴 때 외할머니와 어머니가 차려준 밥상과 가장 유사하기 때문
이기도 하다.

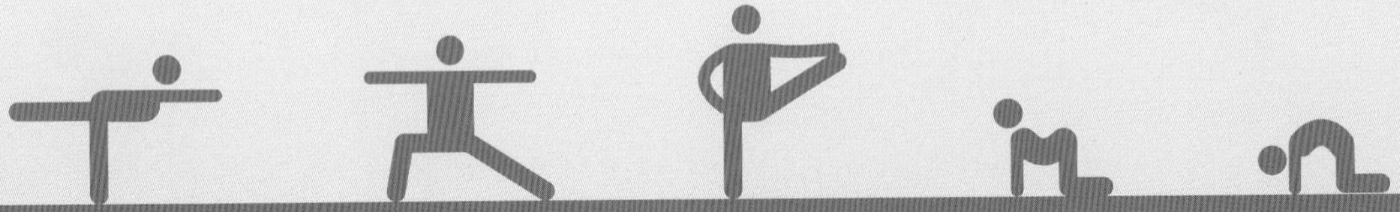

PART. 02

친근한
한 끼 식사

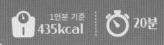
030 쌀국수 운동법

오래전 태국 여행에서 처음 맛본 쌀국수를 잊지 못해 서울의 여러 식당을 전전했지만 만족스럽지 못했다. 하루는 산책을 하다 가성비 좋은 쌀국수 식당을 찾은 뒤로 단골이 되었다. 〈하마 쌀국수〉 이야기는 전작 『커피를 쏟다』에 실려 있다. 시원하고 담백한 데다 건더기까지 푸짐하다. 갑자기 한 그릇 생각난다.

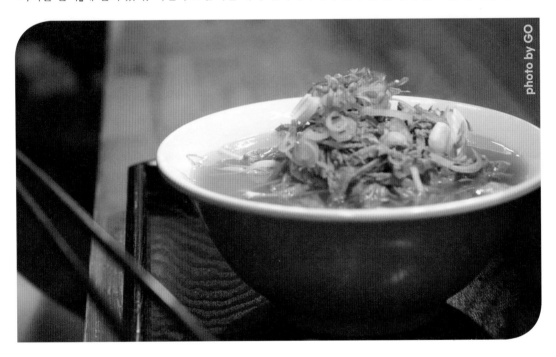

photo by GO

영상을 보고 홈트레이닝의 대표적 맨몸 운동을 하자

쌀국수를 먹듯 위아래로 움직이고 좌우로 돌리면서 즐거운 맨몸 운동을 해보자.

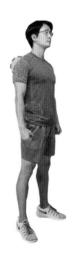
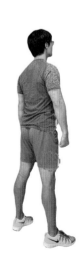

SET ③ 무릎 들고 손 올리기 10회 초보자에게 좋은 전신 운동이다.

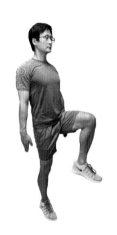
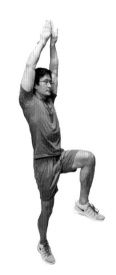

* 이 자세에서 비틀대면 균형감각이 많이 떨어진 거다.

SET ③ 트위스트 15회 한 번에 하체 튼튼 허리 날씬(골프 비거리 늘리기에도 좋음).

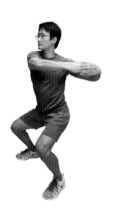
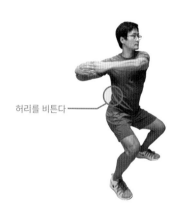

허리를 비튼다

* 이 운동은 방송인 김국진 씨를 가르칠 때 자주 하는 운동이다.

모든 국물 있는 음식은 국물을 얼마만큼 먹느냐에 따라 염분 섭취와 칼로리가 달라진다. 살을 빼고 싶다면 운동량을 늘리는 것보다 국물양을 줄이는 게 빠르다. 그러기 힘들다면? 좀 더 걸으면 되지 뭐!!

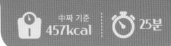

031 탕수육 운동법

탕수육은 돼지고기 탕수육이 진리다. 부먹과 찍먹으로 논쟁이 일곤 하는데 없어서 못 먹지 주면 주는 대로 먹는 게 탕수육 아니던가. 어릴 적 부모님 손을 잡고 중국집에 갔을 때 짜장면만 먹고 나온 날은 괜스레 눈물이 날 것 같았다. 탕수육 맛집을 추천하자면 무조건 방배동 〈주〉다. 먹어본 중 최고다.

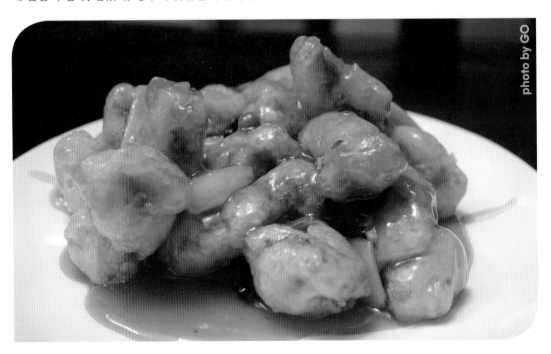

photo by GO

QR code

영상을 보고 맨몸 운동을 제대로 해보자

맛난 탕수육 먹고 날씨 상관없는 제자리 걷기부터 전신 운동인 데드리프트와 어깨에 좋은 회전근개 체조로 마무리.

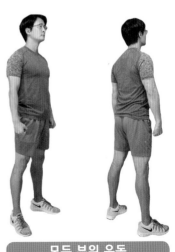

모든 부위 운동

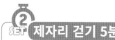 **제자리 걷기 5분** 날씨 핑계는 그만. 제자리 걷기로 365일 걷기를 실천하자.

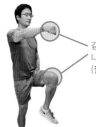

같은 쪽 팔다리가 앞으로
나가면 바보처럼 보인다
(팔과 다리 동시 들기)

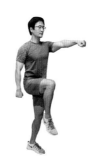

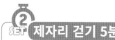 **데드리프트 10회** 뒤태가 예뻐지는 운동!

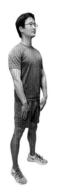

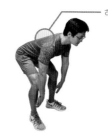

허리는 평평하게

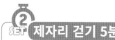 **회전근개 체조 20회** 어깨 아픈 사람은 자주 할 것!

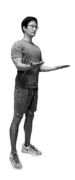

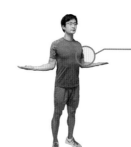

위팔을 몸통에 붙인다
(밴드를 사용하면 효과가 더 좋다)

 탕수육을 먹을 때는 짜장면이나 짬뽕을 같이 시켜먹는 경우가 많은데 단연코 습관이다. 탕수육 다 먹고 그래도 서운하면 둘이서 면 하나만 시켜서 나눠 먹기 바란다. 천천히 먹으면 밥 한 공기 도 배부르다는 사실을 기억하길…

잡채밥 운동법

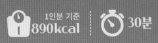

1인분 기준
890kcal | 30분

잡채는 언제나 맛있다. 사회생활을 처음 할 당시 월급날이면 중국집에서 짜장면 대신 호기롭게 잡채밥을 시켜 먹곤 했다. "여기 잡채밥 하나요." 결혼 이후엔 아내가 해주는 잡채밥을 가끔 먹는데 늘 접시 한 가득 욕심을 부린다. 잡채밥은 빈곤의 추억이자 집밥의 정점이다.

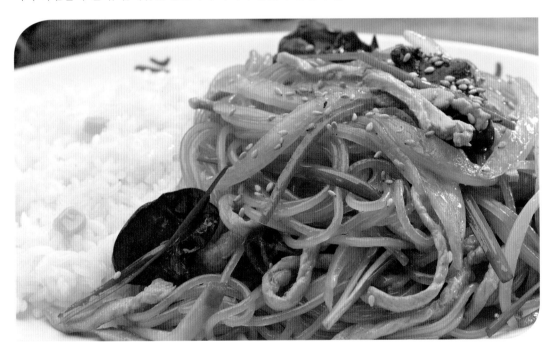

QR code

영상을 보고 코어 근육과 하체를 튼튼히

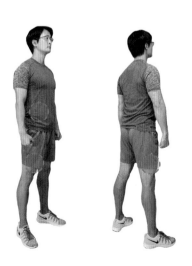

기본적인 플랭크의 변형 동작으로 코어를 강화하고 스쿼트로 하체를 튼튼하게 만들면 잡채밥 칼로리는 제로.

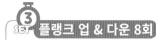 **SET ③ 플랭크 업 & 다운 8회** 코어는 물론 상체 근육까지 좋아지는 일석이조 운동.

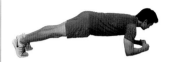 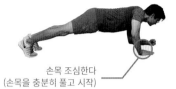 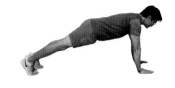

손목 조심한다
(손목을 충분히 풀고 시작)

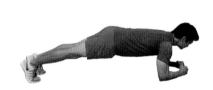 **SET ③ 플랭크 트위스트 8회** 코어를 강하게 하고 싶다면 당장 실천.

상체를 90도만 돌린다

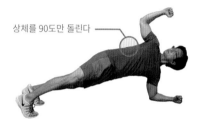

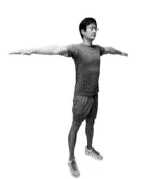 **SET ③ 스쿼트(팔 벌려) 10회** 이 책에서 몇 번 반복되는 운동은 그만큼 중요하고 좋다는 거다.

시선은 계속 정면을 본다

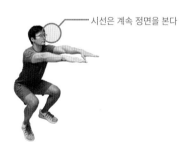

 솔직히 칼로리가 이리(890kcal) 높은지 몰랐다. 누군가 맛있게 먹으면 0kcal라는 희대의 헛소리를 하는 모양이다. 잡채밥을 집에서 만들 경우 건강을 위해 밥과 당면은 줄이고 야채와 고기는 늘리는 지혜가 필요하다.

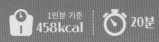
033 # 마라훠궈 운동법

예전에 중국의 북경과 상해 등으로 출장을 다닐 때마다 그곳 사람들과 마라훠궈를 먹었다(그게 마라훠궈였음은 최근에 알았지만). 마라훠궈는 맛보다 재미다. 골라 먹는 재미가 있다. 가성비 좋은 뷔페라고 할까.

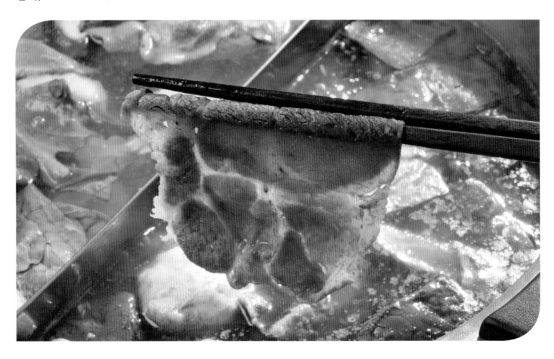

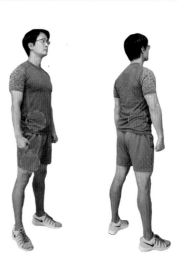

QR code

영상을 보고
바른 자세를 만들자

쉬는 시간에 잠시 일어나서 이 세 가지 동작만 하더라도 근력이 붙고 자세는 바르게 된다.

③ 다리 올리기 10회 균형감각과 복근, 대퇴근을 발달시킨다.

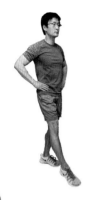 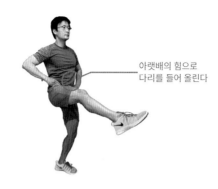

아랫배의 힘으로
다리를 들어 올린다

② 나무 자세 1분 심신수양에 좋다. 평정심을 잃으면 잘 안 된다.

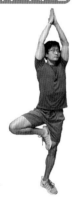 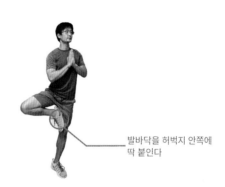

발바닥을 허벅지 안쪽에
딱 붙인다

② 맥켄지 신전 운동(서서) 30초 허리 요통을 예방하는 자세다. 틈틈이 하면 좋다.

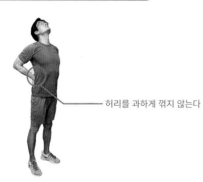

허리를 과하게 꺾지 않는다

* 맥켄지 운동은 뉴질랜드 물리치료사 로빈 맥켄지가 고안했다.

 마라훠궈 식당이 우후죽순으로 늘면서 저질 재료를 쓰는 식당이 제법 보인다. 마라훠궈 식당뿐만 아니라 식재료 갖고 장난치는 식당은 강력한 처벌을 해야 한다.

034 짜장면 운동법

짜장면을 한동안 자장면으로 불렀다. 1980년대 국어학자들이 된소리로 변하는 것을 막는다는 명분으로 그리 한 것인데 2011년부터 짜장면과 자장면 모두 표준어로 인정했다. 공부깨나 한 분들의 행태를 보면 때때로 실용적이지 않을 때가 있다. 자장면 대 짜장면. 역시 짜장면은 짜장면일 때 맛있다!

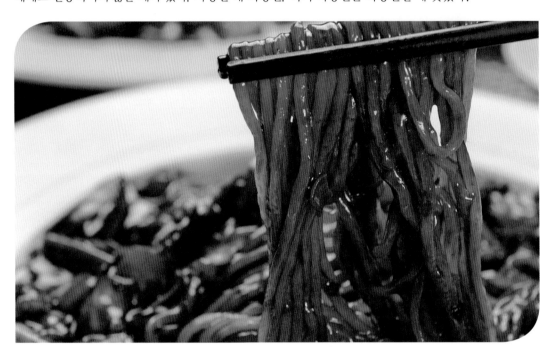

QR code

영상을 보고
날렵한 복부를 만들자.

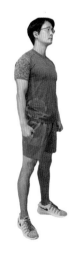

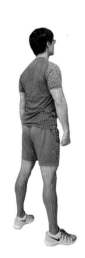

뱃살 빼는 방법은 소식이 메인이고 만보 걷기가 사이드고 복근 운동이 디저트다. 맛난 디저트 두 가지를 소개한다.

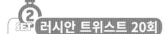 **러시안 트위스트 20회** 허리 약하면 힘든 운동이다. 복근에 집중하자.

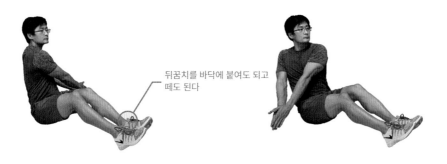

뒤꿈치를 바닥에 붙여도 되고 떼도 된다

 바이시클 크런치 30회 제자들에게 가장 많이 시키는 복근 운동.

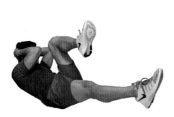

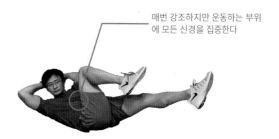

매번 강조하지만 운동하는 부위에 모든 신경을 집중한다

마라톤 전설 이봉주 선수가 시합 나흘 전부터는 짜장면만 먹었다는 일화가 있을 정도로 짜장면은 힘을 쓰는 에너지 원으로 적당하다. 역으로 말하면 선수가 아닌 일반인이 매일 짜장면을 먹으면 돼지가 된다는 말과 같다.

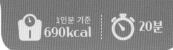
035 짬뽕 운동법

해물이 푸짐하게 들어간 얼큰한 국물에 탱글탱글한 면발의 짬뽕 한 그릇이면 스트레스가 쫙 풀린다. 짬뽕을 먹으며 땀이 콧잔등에 송골송골 맺힐 때쯤 상념도 사라진다. 사우나나 반신욕을 할 상황이 아니라면 기분전환에는 이만한 게 없으니 상사의 잔소리나 과도한 업무에는 짬뽕을 추천한다.

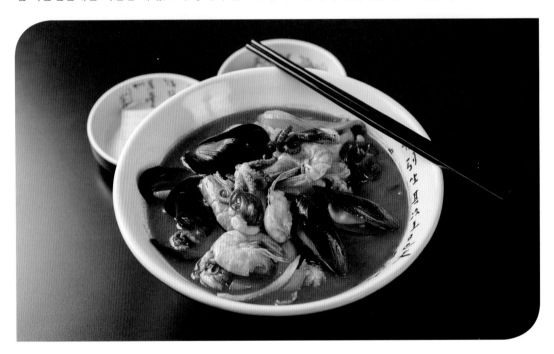

QR code

영상을 보고
스케이터가 되자

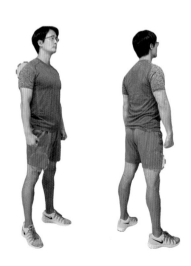

이 책을 통해 다양한 종류의 운동을 제시하니 자신에게 잘 맞는 걸로 꾸준히 해보기 바란다(하기 어려울수록 자신에게 잘 맞는 거다).

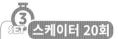 **스케이터 20회** 이상화나 모태범이 된 기분으로.

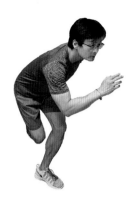 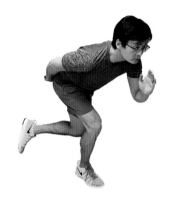

* 몸치의 경우 반드시 거울 보고 연습하기 바란다.

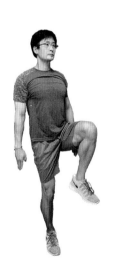 **무릎 들고 손 터치 10회** 쉬운 운동이지만 쉽지 않은 사람도 있다.

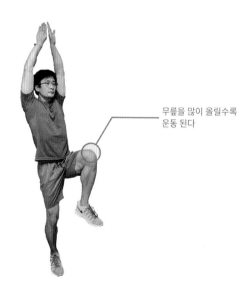

무릎을 많이 올릴수록
운동 된다

 매운 음식은 아드레날린과 엔도르핀을 분비시켜 스트레스 해소에 효과가 있다. 그러나 짬뽕 한
그릇이면 세계보건기구 하루 나트륨 권장량의 두 배라는 사실을 짚고 넘어가자.

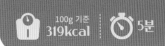
036 훈제오리 운동법

훈제라 함은 소금에 절인 수조 육류를 훈연하여 건조하는 가공법이다. 훈제오리는 주로 참나무를 사용하여 오리고기를 훈연한 건데 맛과 향은 물론 영양도 좋아 많은 사람들이 즐겨 먹는다. 개인적으로 오리고기를 먹고 크게 배탈이 한 번 난 뒤로 10년 정도 멀리했다가 최근 다시 먹고 있다.

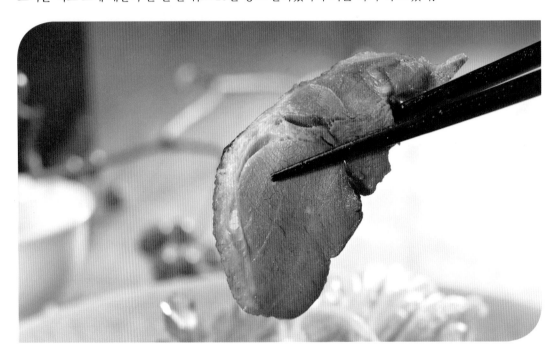

QR code

영상을 보고
플랭크를 완성

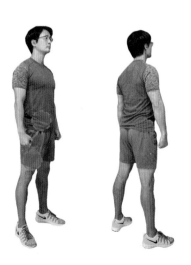

엘보 플랭크가 편해졌다면 강도를 높인 싱글 레그 엘보 플랭크를 시작할 때가 되었다는 신호.

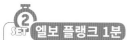 **엘보 플랭크 1분** 코어를 자극하고 근지구력을 키우는 등척성 운동.

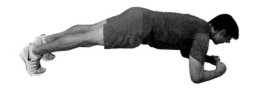

＊ 시간에 욕심내기보다 정확한 자세에 신경 쓴다.

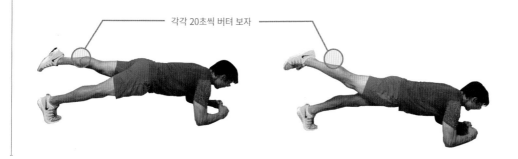

싱글 레그 엘보 플랭크 20초 어려우면 다시 두 다리로.

각각 20초씩 버텨 보자

 오리고기에는 불포화지방산과 필수 아미노산이 풍부하고 철, 인, 비타민 B, C 등이 포함되어 있어서 보양식으로 좋다고 할 수 있다. 보양식보다 몸에 더 좋은 건 덜먹고 많이 움직이는 거라는 걸 굳이 밝힌다.

037

연어덮밥 운동법

연어는 어떻게 먹어도 맛있다. 그중 가장 즐기는 건 연어덮밥인데 신선한 연어를 두툼하게 썬 뒤 양파와 곁들여 잘 졸인 간장 소스를 따끈한 밥 위에 얹어서 적당한 양의 생와사비와 함께 먹으면 캬~~ 꿀맛이란 표현은 이때 쓰라고 만든 거다. 동대문 골목 2층에 잘생긴 청년들이 운영하는 〈이층집〉이라는 연어덮밥 맛집이 있었는데 지금은 사라진 듯하다.

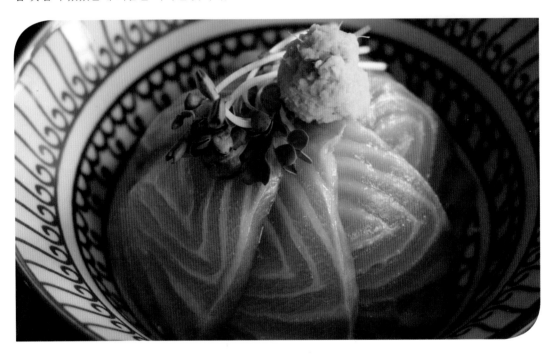

영상을 보고
골격근을 공격하자

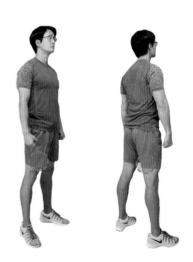

골격근은 뼈에 붙어 있는 근육으로서 의지에 따라 움직임이 가능한 수의근인데 대표적으로 엉덩이의 둔근이 있다 (데드리프트와 스쿼트가 대표적인 엉덩이 운동이다).

고블릿 스쿼트 10회 어렵지 않다. 스쿼트의 일종이고 효과는 거의 같다.

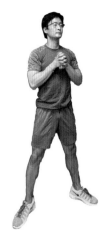 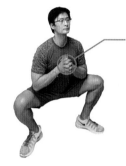

덤벨은 가벼운 것부터
점점 무거운 걸로 도전

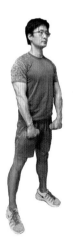 **덤벨 데드리프트 10회** 효과 좋은 데드리프트에 덤벨만 추가하면 된다.

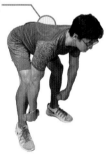

허리를 천천히 숙이고
엉덩이를 조이며 일어선다

 연어라고 다 같은 연어가 아니다. 무제한 리필이라는 간판을 내건 집은 가본 적이 없다. 미리 질린다고 할까. 운동하고 먹는 연어 스테이크는 근육 형성에 좋다. 채소를 곁들이면 금상첨화다.

038

텐동 운동법

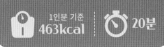

1인분 기준
463kcal
20분

좀 전에 모처럼 맛있는 텐동을 먹은 터라 여운이 가시기 전에 글을 쓴다. 해외를 처음 나가는 친구와 함께 일본에 갈 기회가 있었는데 이 친구가 일주일간의 식사 중 가장 맛있던 게 텐동이라고 했다. 그 뒤로 국내에 돌아와 그 친구와 여러 곳을 전전하며 비슷한 맛을 찾았지만 결국 실패. 오늘에서야 찾았다.

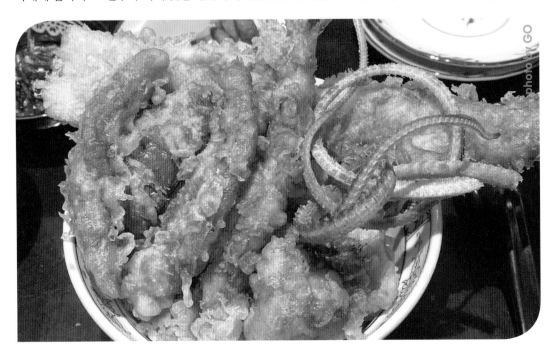

QR code

영상을 보고 고 선생의
시그니처 운동을 배워보자

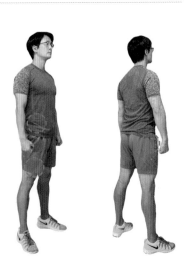

다수의 태권도 선수를 국가대표로 만든 건 화려한 기술 이전에 기본기에 충실한 훈련이었다.

SET ③ 한쪽 다리 들어 올리기 10회 간단해 보이지만 쉽지 않다.

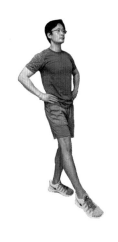 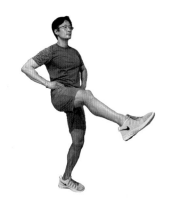

* 균형감각과 복근, 대퇴사두근의 발달에 좋다.

SET ③ 벽 잡고 돌려차기 20회 초강력 추천 운동!!

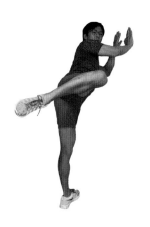 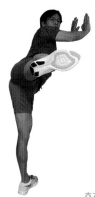

효과가 막강하다(최소 10회 연속 반복)

* 위의 운동들은 저자가 오랜 기간 제자들과 동고동락하며 함께 해온 운동들이다. 생소해 보이지만 효과는 정말 좋은 운동이니 이번 기회에 꾸준히 해보기 바란다. 꼭 무거운 걸 들어야 제대로 된 운동이 아니고 몸의 기능을 최대한 발휘하게 만드는 게 좋은 운동이다.

 고슬고슬한 밥과 맛난 튀김에 올린 적당한 양의 간장 소스는 최상의 궁합이다. 쉬워 보이지만 쉽지 않은 게 한두 가지가 아니지만 텐동 맛을 내는 것이야말로 그러한가 보다.

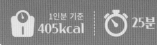

039 샤부샤부 운동법

운동을 한창 할 때 영양 보충을 위해 즐겨 먹던 음식이 샤부샤부다. 소고기로 단백질을 보충하고 채소로 비타민을 섭취하니 운동하는 사람에겐 딱이다. 밑간을 조금 한 육수에 신선한 재료를 살짝 익혀 먹는 맛은 순수하고 정갈하다. 소고기 대신 다른 육류나 해산물이 들어간 건 종교로 말하면 이단이다.

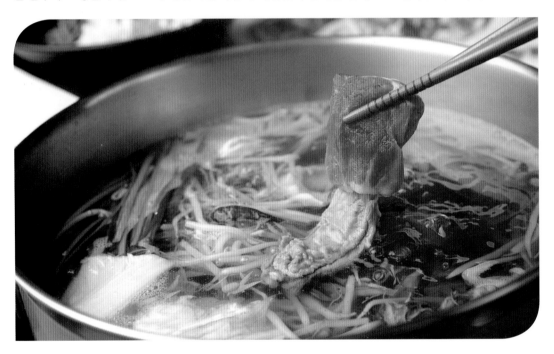

QR code

영상을 보고
옆구리를 자극하자

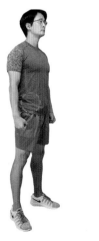
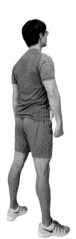

날씬한 옆구리를 상상하면서 3종의 복사근 운동을
열심히 하다 보면...

SET 3 **사이드 힙 레이즈 10회** 옆구리 운동을 한 번 해볼까?

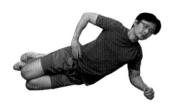 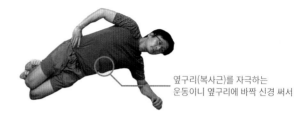

옆구리(복사근)를 자극하는
운동이니 옆구리에 바짝 신경 써서

SET 3 **사이드 크런치 10회** 위의 사이드 힙 레이즈와 세트로 하면 좋다.

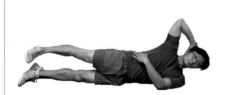 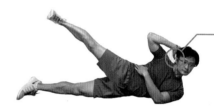

목 운동 아니니
목을 과하게 당기지 말자

SET 3 **바이시클 크런치 20회** 옆구리 운동의 마무리로 추천.

팔꿈치와 무릎이
사이좋게 만나자

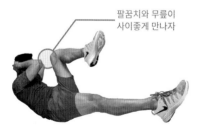 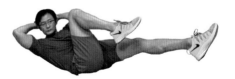

* 복근과 복사근 운동한다고 뱃살과 옆구리 살이 빠지는 거 아니다. 특히 배가 많이 나온 상
  태에서 배에 과한 압력을 주는 건 탈장과 디스크의(빵빵한 풍선을 누르면 빵 터지는 것과 같
  은 원리다) 위험이 도사린다. 그럼 어떻게 해야 할까? 다 알면서!!!

 배보다 배꼽이 크면 안 되고 굴러온 돌이 박힌 돌을 빼면 안 된다. 순수하고 정갈한 음식에 칼국
수나 죽으로 탄수화물 폭탄을 만들어 먹지 말자. 탄수화물 중독은 여타 중독처럼 몸을 해친다.

1인분 기준 730kcal	5분

040 오므라이스 운동법

손맛이라는 게 정말 있다. 똑같은 재료와 레시피임에도 불구하고 만든 사람에 따라 맛이 다 다르다. 고기와 채소를 넣고 볶은 밥을 계란으로 감싸서 케첩(혹은 데미글라스 소스)을 뿌리면 끝인 오므라이스도 그렇다. 그래서일까. 선뜻 식당에서 오므라이스를 시키는 게 겁이 난다.

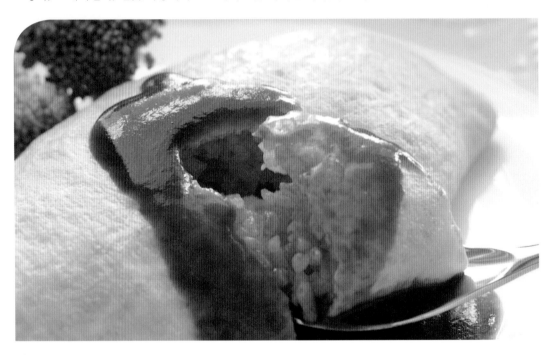

QR code

영상을 보고 버피 테스트를 제대로 배울 것

악마의 운동 1위라 할 수 있는 강도 높은 운동에 푸쉬업을 더했다.

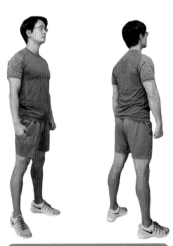

모든 부위 운동

풀 버피 테스트 10회 악마의 운동 1위다.

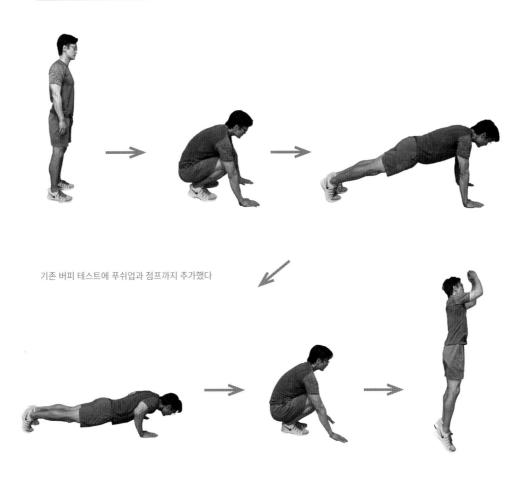

기존 버피 테스트에 푸쉬업과 점프까지 추가했다

* 운동으로 살 뺄 수 없다고 한 거 취소다. 풀 버피 테스트 30분만 하면 해골 된다.

 흔히 케첩=토마토로 알고 있지만 영국에서는 버섯을 재료로 케첩을 만든다. 토마토와 버섯 둘 다 자연이 허락한 최고의 음식이지만 각종 첨가물을 넣어 만든 '케첩'이 되면 이야기는 달라진다.

돈가스 운동법

처음 양식을 접한 건 10살 무렵이다. 돈가스를 먹었던 것 같은데 기억에 남는 거라곤 생전 처음 왼손에 포크, 오른손에 나이프를 쥐어야 했던 것과 고기와 튀김옷이 잘 어우러진 고소한 맛이었다. 튀김옷 두꺼운 것보다는 고기 두툼한 돈가스를 선호한다.

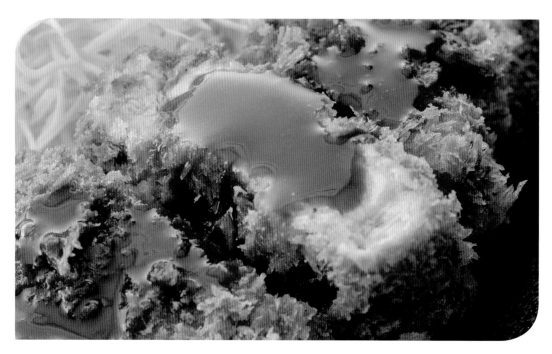

QR code

영상을 보고 악마의 운동을 따라 해보자

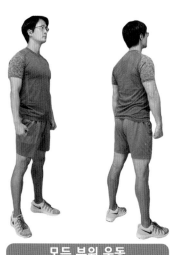

운동선수들도 힘들어하는 마운틴 클라이머와 버피 테스트로 체력을 한 단계 올리려면 돈가스 정도는 먹어줘야지.

모든 부위 운동

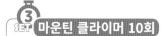 **마운틴 클라이머 10회** 오... 악마의 운동 중 하나다. 살 빼고 싶다면 추천!

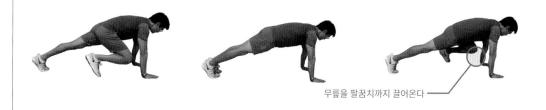

무릎을 팔꿈치까지 끌어온다 ————

 버피 테스트 10회 원조 악마의 운동이다. 운동만으로 살 빼고 싶다면 매일 이 운동(그러나 그전에 탈진 예상).

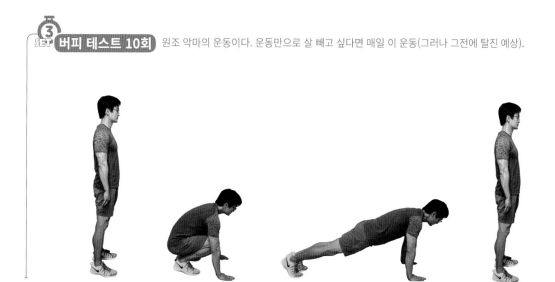

＊ 버피 테스트는 특히 사진만으로는 헷갈리니 큐알 코드 영상 시청.

기름에 튀긴 건 대부분 건강을 해치고 뱃살을 늘린다. 기왕 먹을 거라면 고기 두툼을 추천한다. 알코올 중독보다 무서운 게 튀김 중독이다. 심지어 신발을 튀겨도 맛있다는 말이 괜히 나온 게 아니다.

042 # 등심 스테이크 운동법

스테이크는 뭐니 뭐니 해도 등심 스테이크가 최고다. 굳이 부위를 따지는 게 의미가 없을 정도로 좋아하는 스테이크지만 고기 질에 따라 고무를 씹는 것같이 질 나쁜 스테이크를 접할 때도 있다. 스테이크는 굽는 기술에 따라 맛이 크게 달라지므로 전문점을 찾아 겉은 바삭하고 속은 육즙 가득한 스테이크를 먹는 게 좋겠다. 〈붓처스컷〉의 뉴욕 스트립 추천이다.

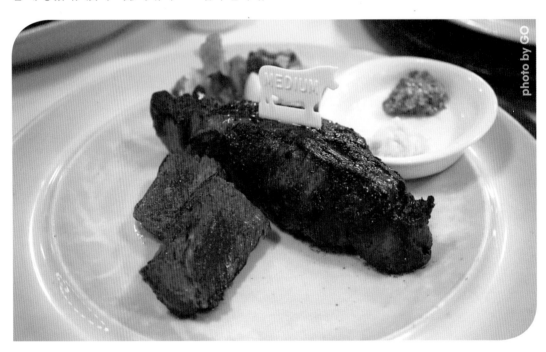

photo by GO

QR code

영상을 보고 팔다리를 탄력 있고 튼튼하게

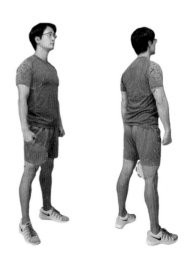

등심 스테이크와 김희애 운동(다리 운동 2종+ 팔 운동 2종)의 환상적인 콜라보!

* 몇 년 전 김희애 씨가 한 방송에 나와 운동으로 몸매 관리를 한다며 알려준 덤벨 운동 네 가지를 소개한다.

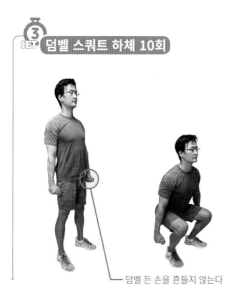

3 SET 덤벨 스쿼트 하체 10회

덤벨 든 손을 흔들지 않는다

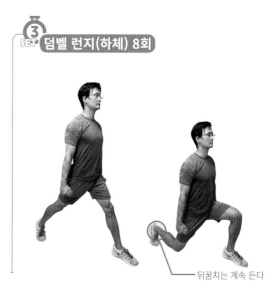

3 SET 덤벨 런지(하체) 8회

뒤꿈치는 계속 든다

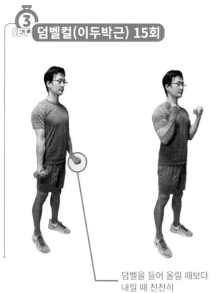

3 SET 덤벨컬(이두박근) 15회

덤벨을 들어 올릴 때보다
내릴 때 천천히

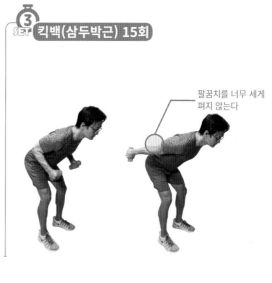

3 SET 킥백(삼두박근) 15회

팔꿈치를 너무 세게
펴지 않는다

과식을 하지 않는 방법이 하나 있다면 천천히 음미하는 것이다. 음식을 섭취한 뒤 배부름의 호르몬인 렙틴이 뇌에 도달하는 시간은 최소 20분 정도다. 허겁지겁 빨리 먹으면 소 한 마리도 먹을 수 있다는 사실을 잊지 말자.

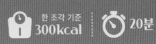
043 치킨 운동법

프라이드 반 양념 반. 이런 선택을 할 수 있는 유일한 음식이 바로 치킨이다. 개인적으로 양념보다는 프라이드를 선호한다. 그것도 튀김옷이 얇을수록 좋은데 그렇게 따지자면 전기구이 통닭이 딱이지만 점점 전통적인 전기구이 통닭집은 사라지는 추세다.

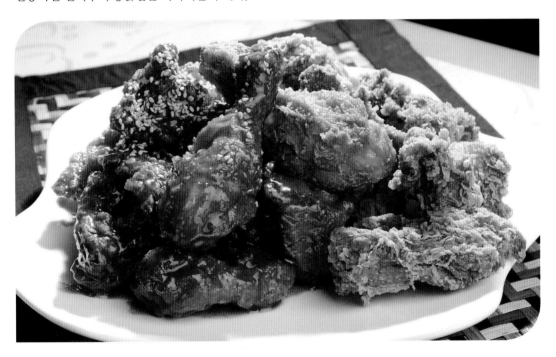

QR code

영상을 보고 중둔근을 발달시켜 보자

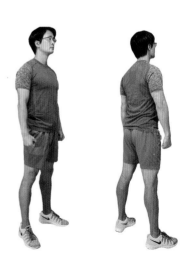

골반 통증 예방과 엉덩이 라인을 잡아주는 중둔근 운동이다(물리치료사 제자의 강력 추천 운동).

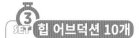 **힙 어브덕션 10개** 엉덩이 둔근 3형제(대, 중, 소) 중 '중둔근' 운동이다.

골반이 틀어지지 않도록
무릎만 들어 올린다

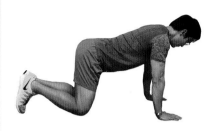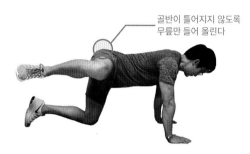

클램쉘 10개 역시 중둔근을 발달시킨다. 고관절이 안 좋으면 중둔근을 관리하기 바람.

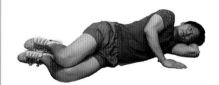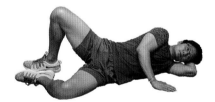

* 조개가 뚜껑을 열고 닫는 걸 상상하면서 동작.

 1년에 한두 번 정도 시켜 먹는 음식 중에 중국 음식과 피자가 있었는데 그마저 끊고 이제 치킨 하나 남았다. 배달시켜 먹고 남은 치킨은 다음 날 아침에 밥과 먹는다. 먹어본 사람만 안다. 이게 더 꿀맛이다.

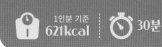
044 카르보나라 운동법

오! 카르보나라~ 이름만으로 충분히 이탈리아를 느낄 수 있는 중부 이탈리아 라치오 지방의 정통 파스타다. 이탈리아에 가면 어느 레스토랑에나 카르보나라는 있을 만큼 대중적인데 우리나라에서 먹는 크림 걸쭉한 맛과는 좀 다르다. 개인적으로 이탈리아 하면 파스타보다 피자랑 젤라또를 먹은 기억이 더 강렬하다.

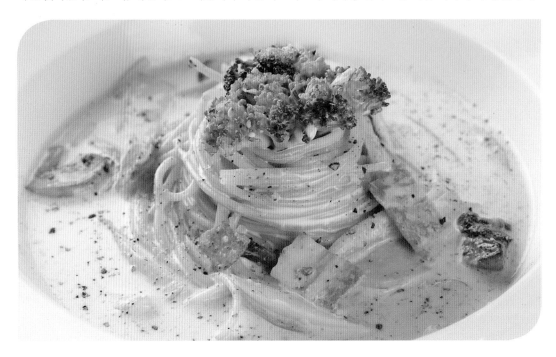

QR code

영상을 보고 엉덩이와 허벅지 안쪽을 탄력 있게

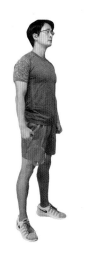
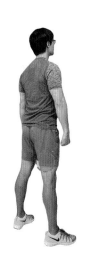

하체 운동의 신세계를 경험하자(기업 강연에서 제일 인기 있는 운동이다).

3 **SET** **스모 스쿼트(풀) 10회** 허벅지 근육(특히 안쪽)과 엉덩이를 자극한다.

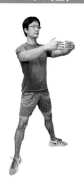

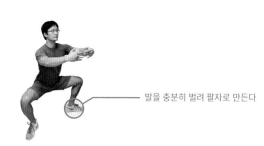

발을 충분히 벌려 팔자로 만든다

 3 **SET** **스모 스쿼트(좌우) 8회** 한쪽 엉덩이에 더 큰 자극을 줄 수 있다.

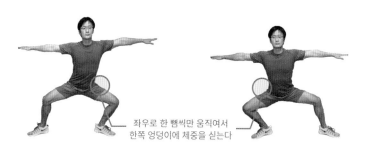

좌우로 한 뼘씩만 움직여서
한쪽 엉덩이에 체중을 싣는다

3 **SET** **스모 스쿼트(펌핑) 15회** 횟수는 의미 없다. 비명 나올 때까지!

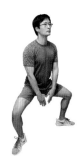

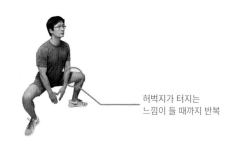

허벅지가 터지는
느낌이 들 때까지 반복

 개인적으로 크림류의 파스타보다 오일과 토마토소스를 기본으로 한 파스타를 즐긴다. 건강을 신경 쓰는 입장이라 그렇겠지만 맛도 더 담백하고 깔끔하다.

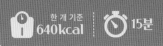

045
햄버거 운동법

햄버거 참 좋아했다. 굳이 과거형으로 말한 건 지금은 나름 자제한다는 느낌을 주기 위함이다. B사의 와퍼, M사의 더블치즈버거 사랑은 수제버거인 〈바스버거〉를 만난 뒤 싹 사라졌다. 두툼한 패티와 싱싱한 야채에 때론 계란 프라이 하나 토핑 해서 먹으면 정말 꿀맛이다.

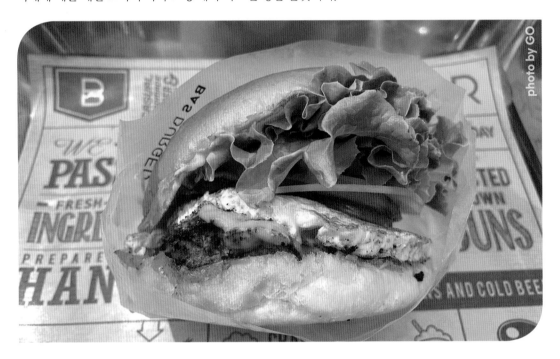

영상을 보고
고관절을 풀어볼까

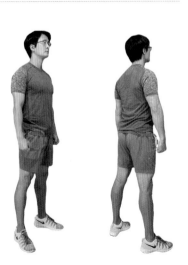

인체의 큰 관절 중에 아주 중요한 고관절을 무심하게 방치
해서 점점 굳어가게 만들고 있는 당신은 직무유기.

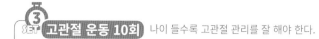
3 SET **고관절 운동 10회** 나이 들수록 고관절 관리를 잘 해야 한다.

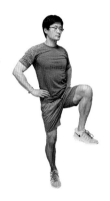 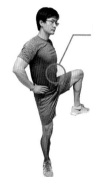 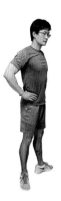

오래 앉아 있으면 병나니
잠깐 서서 고관절을 풀자

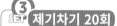
3 SET **제기차기 20회** 어린 시절로 돌아가서 제기 한 번 차 볼까.

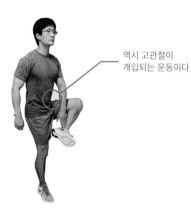 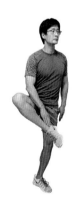

역시 고관절이
개입되는 운동이다

 몇 년 전 미국산 햄버거 하나를 먹겠다고 체감 온도 40도가 넘는 한 여름에 한 시간 넘게 줄 선 사람들을 보고 안쓰럽고 불쌍했다. 솔직히 말하자면 한심해 보이기도… 늘 그렇듯 열풍은 얼마 못 가 사라졌다.

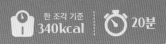

한 조각 기준 340kcal | 20분

046 피자 운동법

한 판이 아닌 한 조각의 칼로리가 340kcal다. 피자의 종류에 따라 약간 달라지겠지만 살을 빼기로 마음 먹었다면 자주 먹어서는 안 되는 음식 중 하나다. 특히 도우가 두툼한 건 칼로리 폭탄이다. 나처럼 도우 얇은 씬 피자를 좋아하는 사람이라면 그나마 안심이다.

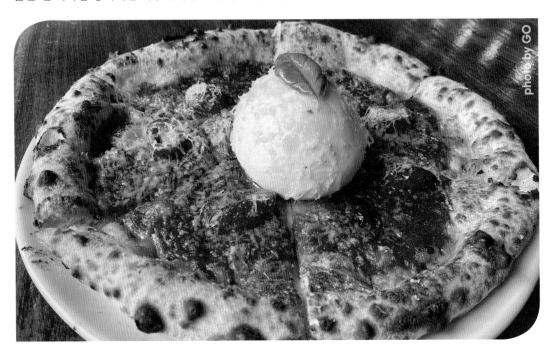

photo by GO

QR code

영상을 보고
덤벨 운동을 하자

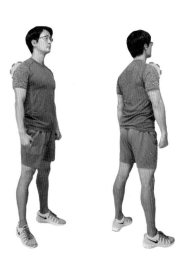

덤벨 한 쌍만 있으면 고급 헬스클럽 부럽지 않다(몸은 비싼 기구가 아니라 꾸준한 운동을 통해 발전한다).

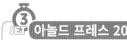
아놀드 프레스 20회 어깨 근육(삼각근)을 만들어보고 싶다면.

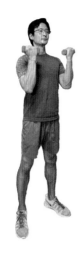
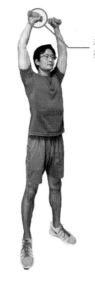

처음엔 맨손으로 하다가
점점 무거운 덤벨에 도전

레니게이드 로우 10회 코어와 등을 동시에 발달시키는 운동.

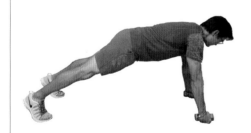
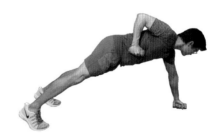

＊ 이 자세에서 몸을 비틀지 않는다.

이탈리아와 일본에서 정말 맛있게 먹은 피자가 있었는데 그에 못지않은 피자가 베트남 다낭에도
있었다. 우리나라는 <살바토레 쿠오모>가 피자 맛집이다. 자주 먹을 거 아니니 한 번 제대로 먹자!

소시지 야채볶음 운동법

술안주와 도시락 반찬으로 자주 등장하는 소시지 야채볶음은 흔히 '쏘야'라는 약어로 사용한다. 맛과 영양이 균형 잡힌 음식이지만 여기서 주의해야 할 건 소시지는 가공육이라는 점이다. 소시지, 햄, 베이컨 등의 가공육에 발암 성분이 있다는 사실을 세계보건기구가 인정했다.

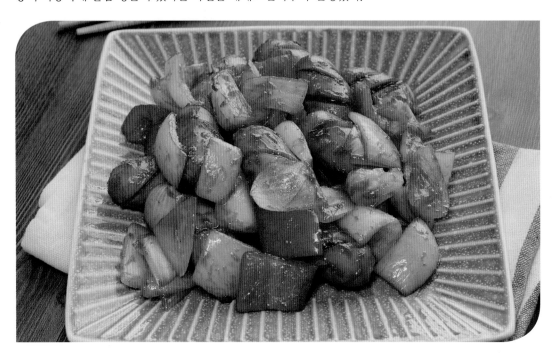

QR code

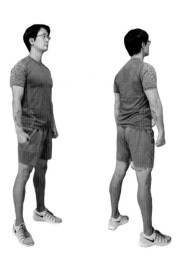

영상을 보고 간단한 홈트레이닝에 도전

손을 깍지 끼고 후경부(뒤통수와 목 사이)에 대고 하는 대표적 운동이다.

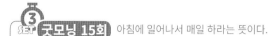

3 SET 굿모닝 15회   아침에 일어나서 매일 하라는 뜻이다.

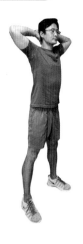

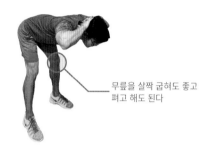

무릎을 살짝 굽혀도 좋고
펴고 해도 된다

3 SET 스탠딩 오블리크 크런치 20회   이름만 요란하지 동작은 간단하다.

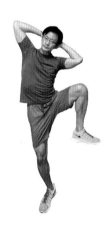

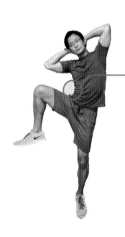

복사근을 강화하는 것과 옆구리살을 빼는 건
차원이 다르다

* 운동 이름이 요란한 게 많다. 다 외울 필요 없고 외워지지도 않는다. 10년 가까이 운동을 배우
는 제자들도 운동 이름을 몰라서 매번 헷갈려한다. "아직도 몰라요? 이젠 좀 외울 때가 되지 않
았나요?"라고 구박하면 "헤헤" 웃어넘기는 제자들이다. 어찌 미워할쏘냐.

 가공육에는 방부제와 발색제가 들어간다. 특히 발색제의 '아질산염'은 명백한 발암물질이다. 버섯
도 색이 화려한 버섯은 독버섯일 확률이 높듯이 가공육에도 보기 좋은 색을 가미한 건 독이 된다.

048 알리오올리오 운동법

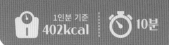
1인분 기준 **402kcal** | **10분**

이탈리아어로 마늘(aglio)과 오일(olio)이 합쳐진 알리오올리오는 개인적으로 좋아하는 파스타다. 이름 그대로 마늘과 오일이 주재료고 취향에 따라 페페론치노나 해산물 등을 추가해서 먹으면 된다. 온갖 치장과 허세를 부리며 속이 빈 사람보다 소탈하지만 깊이 있는 사람이 멋있듯 소박하지만 풍미 있는 음식이 좋다.

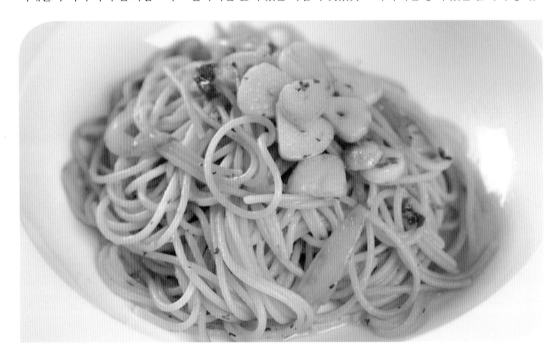

QR code

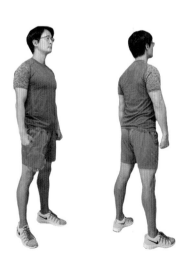

영상을 보고
스트레칭을 하자

잠시 일어나서 간단하게 할 수 있는 스트레칭 세 가지다. 계속 앉아서 몸을 망가뜨릴 거냐 잠시라도 일어나서 스트레칭을 할 거냐 선택은 자유다.

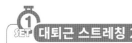 **대퇴근 스트레칭 2분** 아주 좋은 대퇴근 스트레칭이다.

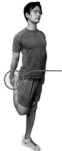

발끝이 아닌
발목을 잡는 게 좋다

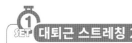 **둔근 스트레칭 2분** 뭉친 엉덩이를 풀어주자.

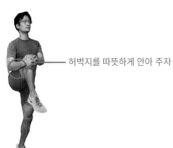

허벅지를 따뜻하게 안아 주자

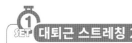 **고관절 스트레칭 2분** 고관절을 부드럽게 만든다.

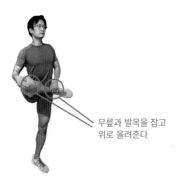

무릎과 발목을 잡고
위로 올려준다

* 오래 앉아 있으면 병나니 지금 일어나서 스트레칭 시작.

 음식 이름에 마늘(알리오)이 들어간 걸 보고 한 번 웃고 간다. 고작 마늘 몇 쪽 넣고 '마늘'과 '오일'이라니. 우리나라 음식에 들어가는 마늘 양을 보면 이탈리아 사람들이 뭐라고 할까. 생마늘 몇 쪽은 그냥 씹어 먹는 민족 아닌가.

소고기 카레 운동법

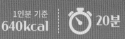

카레라이스는 워낙 종류가 많아서 어떤 걸 먹느냐에 따라 맛과 영양이 다 다르다. 인도식과 일본식이 다르고 주재료의 내용에 따라 또 천차만별이다. 정통 인도식 식당인 〈강가〉에 가면 닭고기를 기본으로 한 카레를 먹고 일본식 식당인 〈코코이찌방야〉 가면 소고기 카레를 주로 고른다. 말은 이렇게 하지만 카레는 다 맛나다.

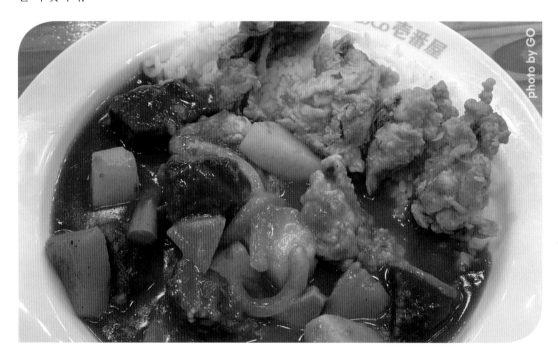

photo by GO

QR code

영상을 보고
잭 시리즈에 동참한다

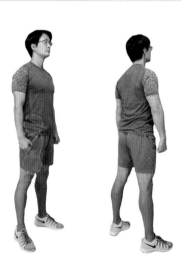

잭이라곤 잭 니콜슨과 점핑잭만 아는 사람들에게 세상은 넓고 잭은 많다는 사실을 알려준다.

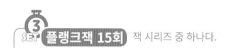 **3** **플랭크잭** **15회** 잭 시리즈 중 하나다.

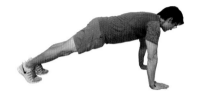 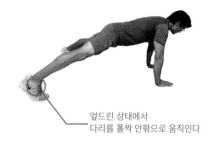

엎드린 상태에서
다리를 폴짝 안팎으로 움직인다

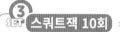 **3** **스쿼트잭** **10회** 스쿼트로도 잭을? 쉽지 않다!

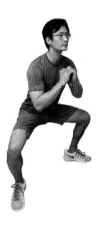 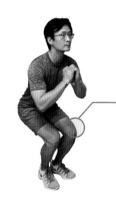

다리를 안팎으로 움직일 때
무릎을 잘 굽혀준다

 잘 알려진 사실이지만 카레의 주재료인 강황의 커큐민 성분은 항암, 항산화 효과는 물론 치매 예
방과 면역력 증가에 좋다고 한다. 단, 카레라이스로 먹는 경우 탄수화물량이 굉장히 높아진다.

050 BLT 샌드위치 운동법

샌드위치 종류는 워낙 많아 칼로리를 일일이 따지기 힘들지만 일단 BLT는 칼로리가 적은 편에 속한다. B(bacon), L(lettuce), T(tomato)가 들어갔다고 해서 BLT다. 베이컨은 별로 좋아하지 않지만 양상추와 토마토는 즐겨 먹는 편이라 가끔 BLT 샌드위치를 먹는다.

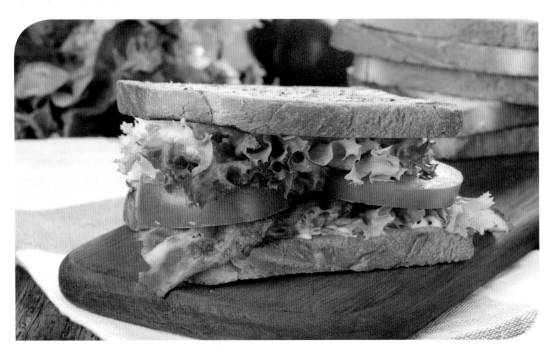

QR code

영상을 보고
전신 운동을 하자

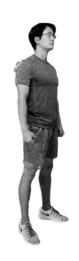
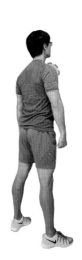

덤벨 한 쌍만 있으면 전신 근력 운동이 얼마든지 가능하다 (시간 없어서 꼭 두 가지 운동만 해야 한다면 바로 시작).

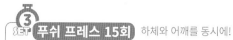
SET 3 푸쉬 프레스 15회 하체와 어깨를 동시에!

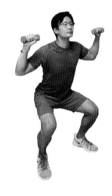
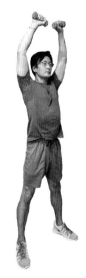

* 호흡은 앉을 때 들이마시고 일어설 때 내쉰다.

SET 3 런지 & 사이드 래터럴 레이즈 10회 역시 하체와 어깨를 한꺼번에!

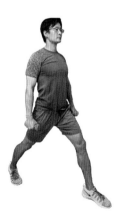
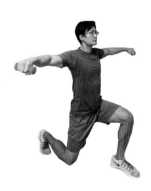

* 시간 없다는 핑계를 무색하게 하는 일석이조의 빡센 운동.

샌드위치와 함께 하는 음료가 물, 우유, 주스, 커피(아메리카노, 라떼 등등) 중 어떤 것이냐에 따라 칼로리는 달라지므로 배보다 배꼽이 크지 않도록 하자. 난 주로 커피(아메리카노)와 함께 먹는다.

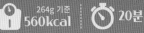

051 햄에그 샌드위치 운동법

샌드위치의 영양성분은 속 재료에 따라 달라지지만 햄에그 샌드위치의 경우 단백질은 걱정 안 해도 된다. 샌드위치의 상태는 속재료의 신선함과 빵 맛이 결정하는데 마음에 드는 샌드위치의 경우 가격이 너무 비싸다. 가성비 떨어진다는 말이 딱 적당한 게 샌드위치다.

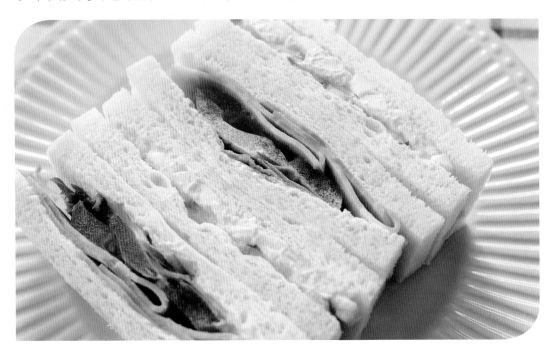

QR code

영상을 보고 코어를 탄탄하게

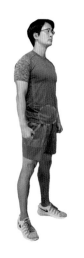
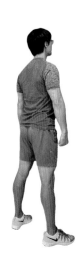

실생활에 필요한 근육을 만들려면 바로 이런 운동을 해야 한다(자신의 등도 못 긁고 발가락도 못 잡을 바엔 과한 근육이 무슨 소용인가).

SET 3 **체어 포즈 터치 10회** 코어 강화에 아주 좋은 운동이다.

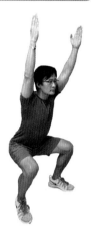

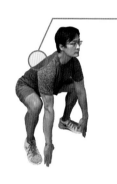

허리를 잘 편 상태를
계속 유지하며 동작해야 한다

 SET 3 **잭나이프 15회** 복근 운동의 최강자.

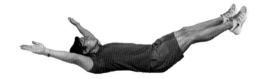

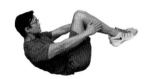

※ 잭나이프 30개 3세트 하면 며칠간 잘 웃지도 못한다.

 한 끼 30만 원 정도 하는 식당이 미쉐린 가이드 별 세 개다. 대한민국 보통의 엄마에게 그 돈 드리고 밥 한 끼 차려달라고 하면 미쉐린 아니라 미쉐린 할아버지가 달려들어 별풍선을 마구 쏠 것이 분명하다.

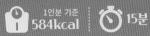
052 라자냐 운동법

이태원에 가면 꼭 들르는 피자 전문식당 〈트레비아〉가 있는데 그곳의 주메뉴는 피자다. 피자 맛이 이탈리아 본토 못지않을 정도로 훌륭한 데다 가성비도 좋은 편이다. 하지만 어느 날 우연히 볼로네제 라자냐를 먹어본 뒤로 피자는 뒷전이 되었다. 토마토 흠뻑 젖은 파스타에 질 좋은 치즈와 고기까지… 이제 그곳엔 라자냐를 먹으러 간다.

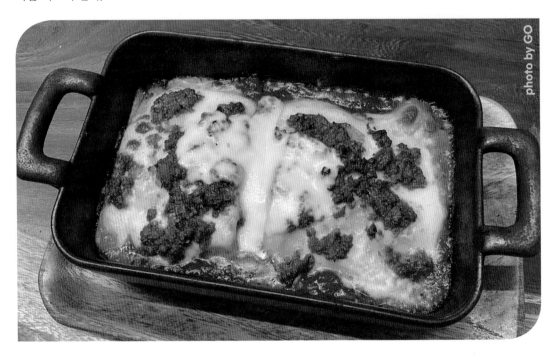

photo by GO

QR code

영상을 보고 다양한 푸쉬업을 배우자

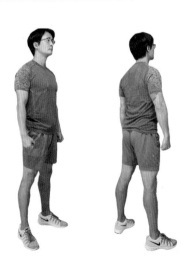

푸쉬업은 손의 위치에 따라 가슴을 더 자극하거나 삼두박근을 더 자극할 수 있다.

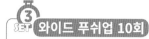 **와이드 푸쉬업 10회** 평소 푸쉬업보다 팔을 더 벌려서 시행.

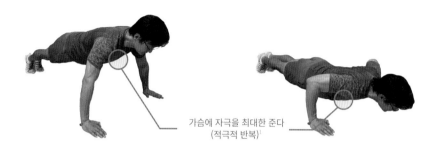

가슴에 자극을 최대한 준다
(적극적 반복)[1]

*[1] 적극적 반복이란 관절의 가동 범위를 최대한 이용하는 걸 말한다. 푸쉬업을 잘 한다는 사람들 중에 팔꿈치만 이용해서 깔짝대며 소극적 반복을 하는 사람들이 제법 많다. 적극적 반복과 소극적 반복은 천지 차이다. 스쿼트를 할 때도 충분히 앉는 사람과 앉다 마는 사람의 근육 발달 차이는 크다. 타인에게 보여주기 위해 몇 개 했다, 몇 kg을 들었다는 중요하지 않다. 적극적 반복으로 효과를 높이자.

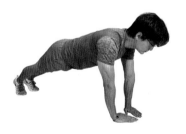 **트라이셉스 푸쉬업 5회** 손을 거의 붙여서 시행.

가슴 운동이라기보다 삼두박근
운동이다(끝까지 내려간다)

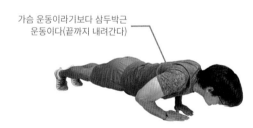

 넓적한 파스타 사이사이 비프 소스를 넣은 라자냐는 층층이 쌓인 만큼 칼로리도 높은 편이다. but, 무엇이 두려우랴. 매일 먹을 것도 아니니 먹을 때만큼은 즐겁고 맛나게 먹자. 아울러 운동도 즐겁고 멋있게!

053 감바스 알 아히요 운동법

감바스 알 아히요는 대표적인 스페인 음식이다. 유럽 여러 나라를 몇 번 돌아다녔지만 이상하게 스페인은 가보지 못했다. 대신 감바스 알 아히요로 스페인을 느끼곤 한다. 올리브 오일과 새우와 마늘을 듬뿍 넣은 감바스 알 아히요에 와인 한 잔 곁들이며 정열의 스페인으로 떠난다. Hola Amigo~

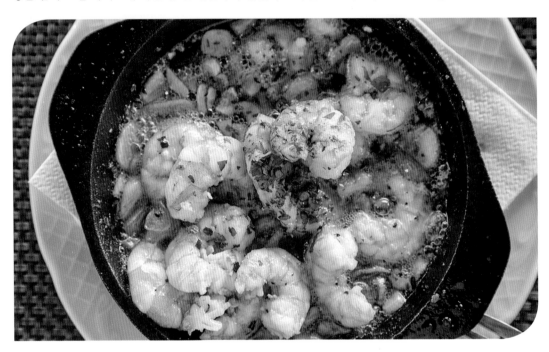

QR code

영상을 보고
동기부여가 되기 바람

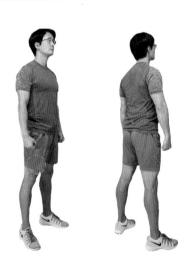

워킹 런지는 제자리보다 실제 앞으로 나가면서 해야 더 좋고
덤벨 스윙은 덤벨보다 케틀벨로 하면 색다른 재미가 있다.

③ SET 워킹 런지 10회 이 운동으로 77(옷 사이즈)에서 55를 만든 제자가 있다.

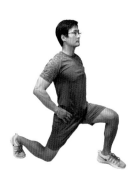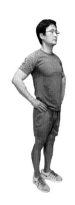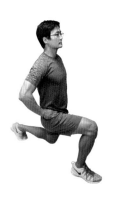

* 실내보다 야외에서 한 발씩 앞으로 내디디며 하는 운동이지만
여의치 않으면 제자리에서 발을 바꿔 가며 한다.

③ SET 덤벨 스윙 20회 케틀벨 스윙으로 유명한 운동이다.

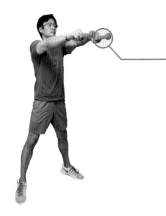

덤벨로 해도 효과는 비슷하다
(볼펜으로 쓰나 만년필로 쓰나)

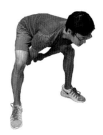

 보통 감바스 알 아히요를 다 먹고 남은 오일에 바게트를 찍어 먹는데 오일 찍은 바게트 한 조각
에 달리기 20분만 추가하면 되니 아무 걱정 없이 먹기 바란다.

054 랍스터구이 운동법

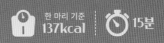 한 마리 기준 137kcal | 15분

영화 한 편을 봤는데 제목이 〈더 랍스터〉다. 요르고스 란티모스 감독의 작품인데 굉장히 독특하고 재미도 있다. 한 마디로 말하자면 기괴하다고 할까. 영화처럼 실제 '랍스터'도 생긴 건 기괴하고 맛은 특별하다. 삶이 고독하다고 느낄 때 랍스터와 마주하는 건 어떨까.

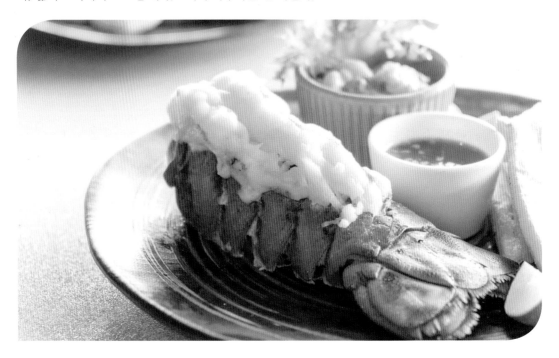

QR code

영상을 보고 숙면을 하자

모관 운동으로 혈액순환과 몸의 긴장을 풀고 명상 호흡을 통해 숙면에 들어가자. 숙면하지 않으면 아무리 좋은 운동도 소용없다.

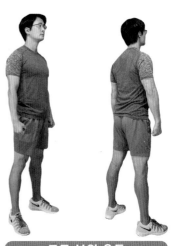

모든 부위 운동

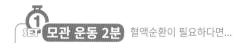 **모관 운동 2분** 혈액순환이 필요하다면...

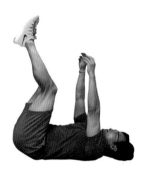

* 힘차게 팔다리를 떨다가 힘 빠지면 팔다리를 툭 바닥에 내려놓는다.

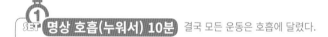 **명상 호흡(누워서) 10분** 결국 모든 운동은 호흡에 달렸다.

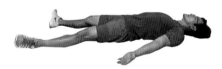

* 잠이 잘 안 오면 478 호흡을 해보자. 4초간 코로 들이마시고 7초간
  호흡을 멈추고 8초간 입으로 내쉬는 거다.

 랍스터는 잡식성이다. 평균적으로 10년을 살지만 길게는 100년 이상도 살 수 있는데 주변 환경 (소음, 오염, 낚시 등)에 따라 달라진다. 사람이나 랍스터나 장수하려면 주변이 평화로워야 한다.

닭볶음탕 운동법

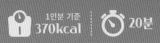

1인분 기준
370kcal | 20분

닭 요리 중 하나만 고르라면 주저 없이 닭볶음탕이다. 어머니가 자주 해주시던 음식 중 하나가 닭볶음탕이었다. 세 살 버릇 여든 간다고 어릴 때 입맛이 지금까지 이어지고 있다. 매콤한 양념이 잘 밴 닭고기와 푹 익은 감자, 당근과 감칠맛 양파가 어우러진 닭볶음탕은 최고의 음식이다.

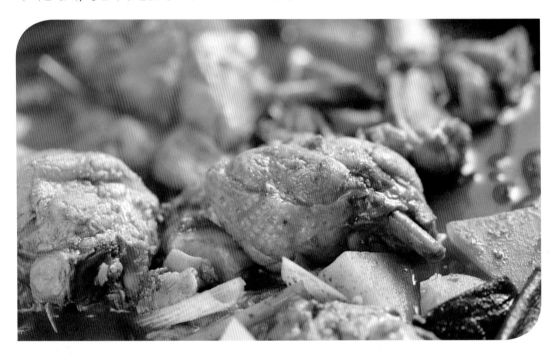

QR code

영상을 보고
복합 운동을 해보자

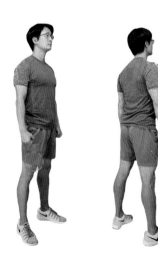

한 번에 하체와 어깨를 자극하는 시간 대비 효과 높은 복합 근력 운동인데 제자들은 싫어한다.

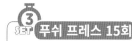 **푸쉬 프레스 15회** 하체와 어깨를 동시에 자극하는 효율적 운동.

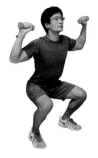

팔을 올리며 일어설 때
호흡을 후~ 내쉰다

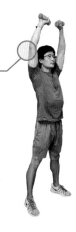

SET **와이드 스쿼트 & 프론트 레이즈 10회** 역시 하체와 어깨를 자극하는 복합 운동이다.

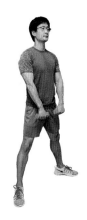

허벅지 안쪽과 어깨 앞쪽을
발달시키는 데 효과적이다

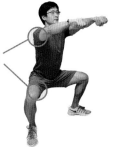

3대 영양소를 제대로 섭취했으니 운동도 제대로 하자. 밥이 보통 한 공기에 300kcal 정도 하니
양심상 밥 먹은 것만큼은 운동으로 빼도록 하자(설마 닭볶음탕을 먹으며 밥을 안 먹었을까).

056 편의점 도시락 운동법

기타리스트 김도균 씨가 편의점 도시락 마니아라고 들었다. 편의점에서 쓴 금액이 무려 1억이 넘는다니 가히 상상을 초월한다. 나도 편의점 도시락을 애용한 적이 있었는데 가성비는 훌륭하지만 너무 짠 데다 먹으면 먹을수록 질리는 느낌이라 건강을 생각해서 가급적 안 먹는다.

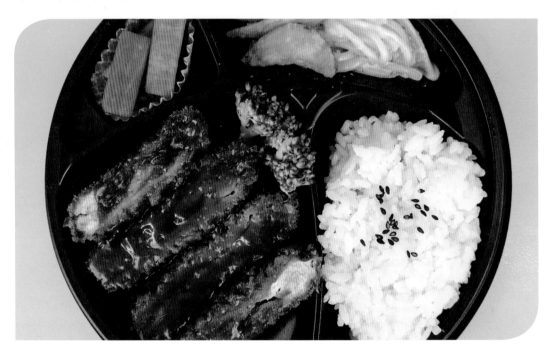

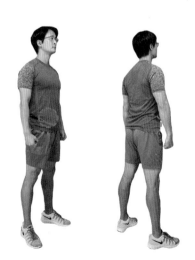

QR code

영상을 보고
복근에 도전

많이 알려진 복근 운동은 아니지만 효과는 높다(허리 통증이 느껴지면 다른 복근 운동으로 대체하기 바람).

③ SET 러시안 트위스트 20회 코어 특히 복횡근을 자극한다.

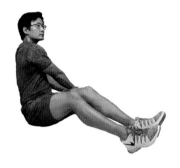 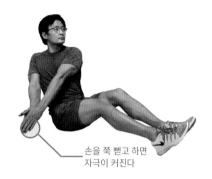

손을 쭉 뻗고 하면
자극이 커진다

③ SET 시저 크런치 20회 뱃살 빼는 운동 아니고 복근 강화 운동이다.

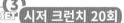

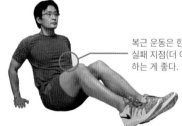

복근 운동은 한 번 할 때
실패 지점(더 이상 할 수 없는 지점)까지
하는 게 좋다.

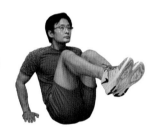

* 복근 운동한다고 뱃살 빠지는 게 아니다. 뱃살=지방, 복근=단백질로 이뤄져 있으므로 성분
  자체가 다르다. 뱃살 빼려면 복근 운동보다 탄수화물 섭취를 줄이고 많이 걷고(유산소), 이 책
  에 나온 복합 다관절 운동(스쿼트, 런지, 푸쉬업 등)으로 큰 근육을 키우는 게 더 효과적이다.

 편의점 도시락 중 가장 짠 건 *선생 도시락이었다. 달고 짜고. 유명하다고 다 옳은 건 아니라는
사실을 대중은 잘 모르는 것 같다. 번외로 김도균 씨는 영미권에서 태어났다면 로큰롤 명예의 전
당에 오르지 않았을까?

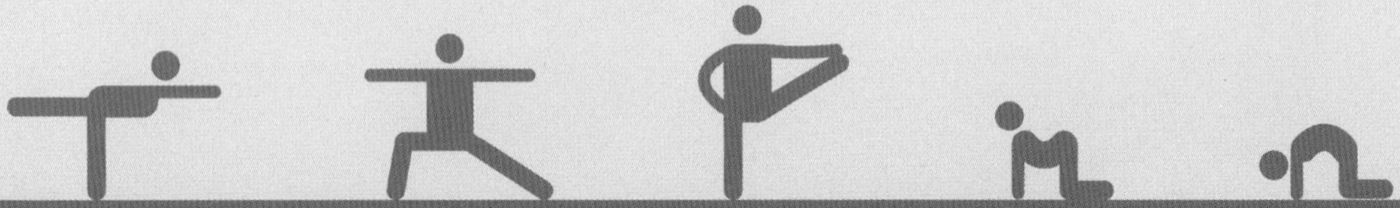

PART. 03

음료와 술안주

500ml 기준 236kcal | 20분

술을 자주 마시거나 많이 마시는 사람은 아니지만 퇴근 후에 마시는 시원한(손이 시려울 정도로) 맥주 한 잔은 좋아한다. 특히 땀 흘린 뒤 들이키는 시원한 맥주는 그 어떤 걸로도 대체할 수 없다. 희한하게 물을 아무리 벌컥벌컥 마셔도 해소되지 않던 갈증이 맥주 한 잔이면 해결된다.

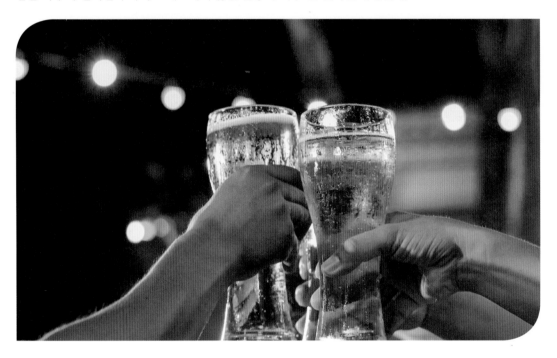

QR code

영상을 보고 특별한 운동을 해보자

매번 같은 운동만 하는 건 지겨울 수 있으니 가끔 특별하고 효과 높은 운동으로 변화를 주자.

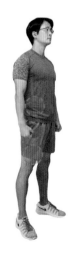 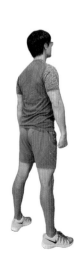

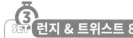 **런지 & 트위스트 8회** 별의별 사람이 다 있듯 런지도 별의별 런지가 다 있다.

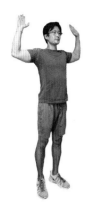 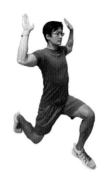 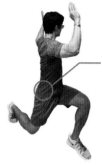

하체는 고정하고
허리만 비튼다

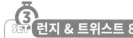 **니킥 크런치 15회** 킥복싱 선수가 된 기분으로 복근을 자극하자.

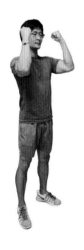 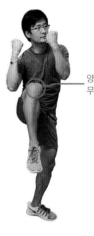

양 팔꿈치 사이로
무릎을 통과시킨다

 맥주는 탄수화물 양이 다른 술에 비해 월등하다. 더구나 치킨과 함께라면! 맥주+치킨=뱃살. 이 공식을 기억하자. 맥주는 맥주만 마셔도 충분하다. 맥주 맛 최고는 단연 독일 뮌헨산 파울라너다.

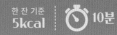
058 아메리카노 운동법

글을 끄적이는 작가에게 커피는 영감의 원천이자 마르지 않는 샘이다. 커피 향과 적당한 카페인과 고소한 풍미는 오감을 자극한다. 밥이 없으면 면이나 빵을 먹으면 되지만 커피는 달리 대체할 방법이 없다. 여러 나라의 커피 맛집을 다녀봤다. 안암동 〈레스이즈모어〉의 아메리카노와 종묘 〈예카페〉의 드립 커피도 그에 못지않다. 카푸치노는 〈테라로사〉.

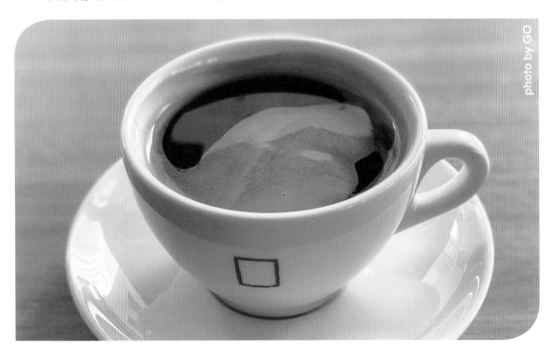

photo by GO

QR code

영상을 보고 자신의
몸 상태를 확인

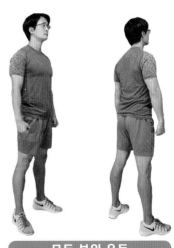

뽐내기 위한 운동이 있고 생활에 필요한 운동이 있다면
이 운동은 당연 후자.

모든 부위 운동

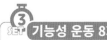 **기능성 운동 8회** 아메리카노는 칼로리가 거의 없으니 운동은 덤이다.

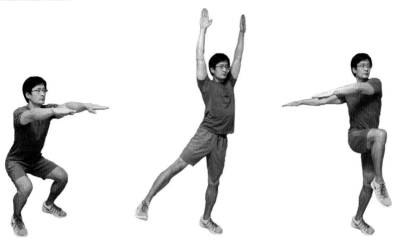

* 펑셔널 트레이닝(기능성 운동)은 여러 체력과 운동 신경을 고루 발달시키는 생활 친화적 운동이다.

 설탕과 크림으로 한껏 치장을 한 요란한 커피는 커피라기보다 음료에 가깝다. 커피의 가장 큰 장점 중 하나가 담백함인데 캐러멜 마키아토나 카페 모카 같은 경우는 커피에 분장을 한 정도가 아니라 변장이다. 배우도 아닌 것이…

059 카페라테 운동법

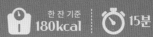
한 잔 기준 180kcal | 15분

"라떼는 말이야."로 더 유명해진 카페라테. 에스프레소에 물을 첨가한 아메리카노와 달리 카페라테는 물 대신 우유를 결합한 것이 특징이다. 보통 1:4 정도의 비율로 커피와 우유를 섞는다. 어찌 보면 커피 음료가 아닌 우유 음료인 셈이다. 부드럽고 고소한 카페라테는 아침 식사 대용으로 좋다. 빵 한 쪽 곁들여도 되고. 라테는 〈폴 바셋〉이 난공불락이다.

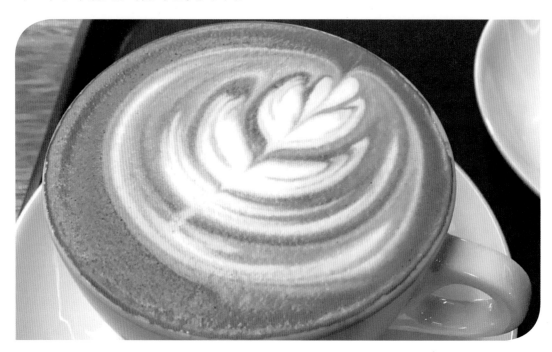

QR code

영상을 보고 플랭크 3종을 따라 하자

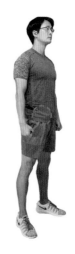
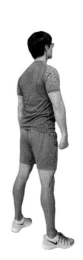

커피도 에스프레소, 아메리카노, 카페라테가 있듯 플랭크도 엘보, 사이드, 리버스가 있다는 사실!

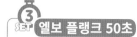 **엘보 플랭크 50초** 보통 플랭크라 함은 엘보 플랭크를 말한다.

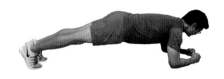

* 널빤지가 된 느낌으로 50초에 도전한다.

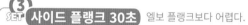 **사이드 플랭크 30초** 엘보 플랭크보다 어렵다.

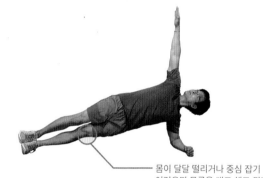

몸이 달달 떨리거나 중심 잡기
어려우면 무릎을 대고 해도 된다

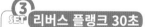 **리버스 플랭크 30초** 플랭크 하는 김에 종류별로 다 해보자.

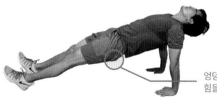

엉덩이가 밑으로 처지지 않게
힘을 꽉 줘서 올린다

 한 끼 식사로 가능한 카페라테를 디저트 그것도 조각 케이크와 곁들여 먹는 사람이 있다. 우량아 될 거 아니라면 디저트로 라테 대신 아메리카노를 추천한다. 케이크는 굳이 언급하지 않겠다.

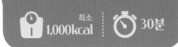

060 치맥 운동법

치맥을 하면서 딱 닭 한 조각에 맥주 한 잔만 하고 그만두는 사람은 드물 것이다. 고로, 치맥은 칼로리 측정 불가다. 맥주의 홉에 포함된 '이소 알파산'은 쓴맛을 내 치킨을 당기게 하는 주범이다. "요산과 젖산을 축적시켜 통풍을 일으키는 최악의 조합이 치맥이다."라는 유명 의사의 말을 참고로 남긴다.

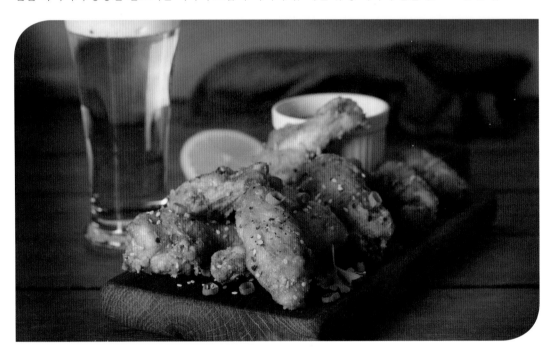

QR code

영상을 보고
땀을 흘려보자

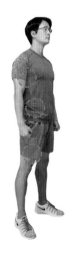
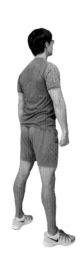

치킨과 맥주가 함께 만나 치맥이 됐듯 근력 운동과 유산소 운동이 만나 서킷 트레이닝(근력 운동의 세트 사이에 휴식 시간 대신 유산소 운동을 포함)이 됐다.

SET 3 스쿼트 & 덤벨컬 15회 팔다리를 동시에 발달시킴.

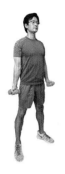 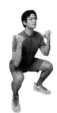

＊ 천천히 앉았다가 경쾌하게 일어서며 호흡 내쉼.

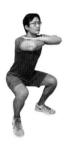 **SET 3 스쿼트 니업 10회** 뱃살 빼고 싶다면 윗몸일으키기보다 이 운동.

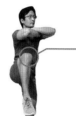

역시 천천히 앉았다가 경쾌하게
무릎 올리며 일어남

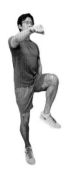 **SET 2 제자리 걷기 5분** 쉬워 보이지만 제대로 하면 쉽지 않음.

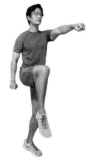

＊ TV보면서 운동까지(가급적 천천히).

 치맥을 운동으로 빼려면 두 시간을 안 쉬고 뛰어야 한다. 그렇다고 낙담하지 말자. 길을 잘못 들어서면 유턴하면 된다. 어제 치맥 했다면 오늘부터 다시 담백하게 먹자. 유턴은 빠를수록 좋다는 거 모르면 멍청이, 알고도 안 하면 바보.

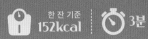
061 소맥 운동법

섞어 먹는 거 좋아하지 않는다. 음식이나 술이나 마찬가지다. 오죽하면 설렁탕에도 밥을 말지 않는다. 누가 우스갯소리로 소맥 한 잔에 스쿼트 200개 넘게 해야 빠진다는 말을 했다. 꼭 수치상으로 대입시킬 건 아니지만 술 많이 마신다고 자랑하는 것보단 낫다. 술잔 돌리며 술 권하는 문화는 이제 사라져야 한다.

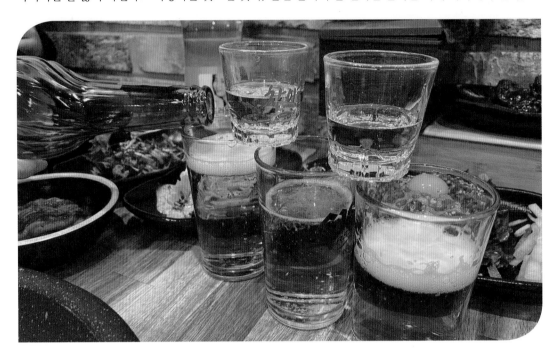

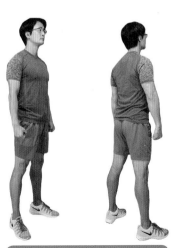

QR code

영상을 보고 스트레칭을 하자

그로인(사타구니, 서혜부) 스트레칭을 다양하게 변형한 동작을 통해 평소 관리하기 힘들었던 부위를 자극해보자.

모든 부위 운동

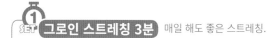

SET ① **그로인 스트레칭 3분** 매일 해도 좋은 스트레칭.

같은 동작 아니다
(무릎 각도가 다르다)

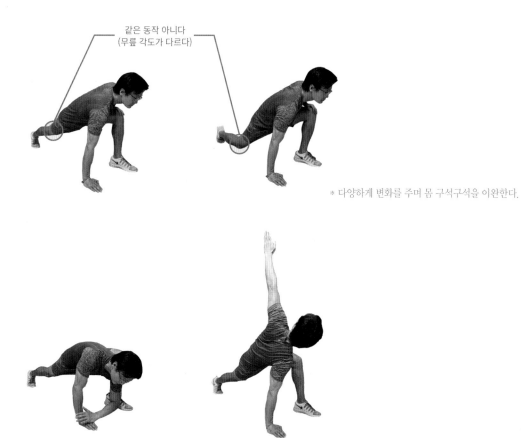

* 다양하게 변화를 주며 몸 구석구석을 이완한다.

* 어떤 운동을 하느냐보다 얼마나 꾸준히 하느냐가 훨씬 중요하다. 이 책에 나온 모든 운동을 다 하려 하지 말고 그중 잘 맞고 도움되는 운동을 몇 달만 꾸준히 해보기 바란다. 변화된 몸을 보며 운동하길 잘했다는 생각이 들 거다.

체급별 운동선수들이 담배는 피워도 술은 자제하는 이유가 있다. 높은 칼로리의 술과 안주로 체중 관리가 어렵기 때문이다. 세계보건기구가 선정한 1급 발암물질 중 하나가 알코올이다. 물론 담배도 그렇다.

062 청량음료 운동법

청량음료만큼은 칼로리가 아닌 각설탕의 개수로 표시했다. 대표적으로 백해무익한 음식이 바로 청량음료다. 이 글을 거대 음료회사에서 보면 서운할 수 있겠지만 이미 오래전부터 청량음료의 해악에 대해 많은 전문가들이 다뤄왔다. 미국 일부 주의 공공장소에서 청량음료 판매가 금지되었거나 시도되고 있다.

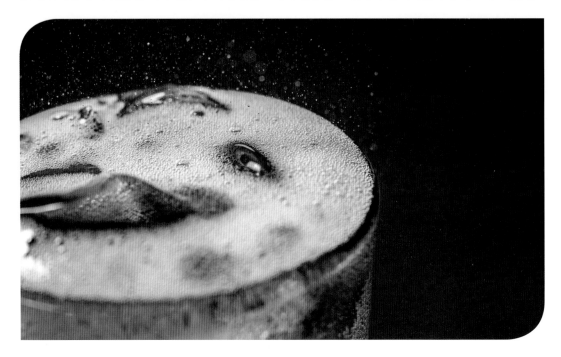

QR code

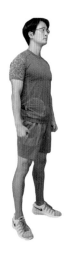
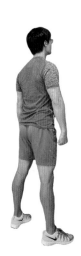

영상을 보고
코어 운동을 해보자

이런 운동이 다 있나 싶겠지만 잘 알려진 코어 운동에
견줘도 효과가 떨어지지 않는다.

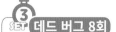 **데드 버그 8회** 운동 이름처럼 죽은 벌레를 떠올리며.

반대쪽 팔다리를 쭉 편다

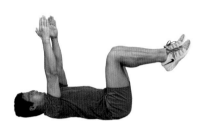 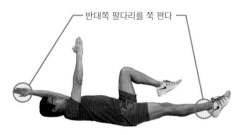

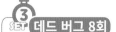 **사이드 플랭크 힙 딥스 8회** 옆구리를 강하게 자극한다(복사근 운동).

힘들면 무릎 굽혀서
바닥에 대고 한다
(사이드 힙 레이즈)

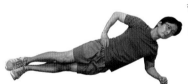 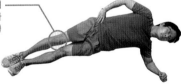

 각설탕 수치를 좀 더 알려주자면, 캔커피(200~300ml)는 평균 4개, 포카리 스웨트(500ml)는 7. 7개, 환타 오렌지(500ml)는 14.3개 등이다. 설마 알고서야 누가 이 정도의 각설탕을 먹을 수 있을까. *각설탕 수치는 마키타 젠지의 『식사가 잘못됐습니다』 참고.

063 레드와인 운동법

폴리페놀(레스베라트롤)이 풍부한 레드와인이 이탈리아 장수 마을(사르데냐)의 비결이라는 이야기가 전해진다. 100세 이상의 노인이 즐비하다는 그곳의 노인들은 매일 레드와인을 물처럼 마신다고 한다. 다만, 아세트알데히드 분해 효소가 부족한 사람은 삼가는 것이 좋다.

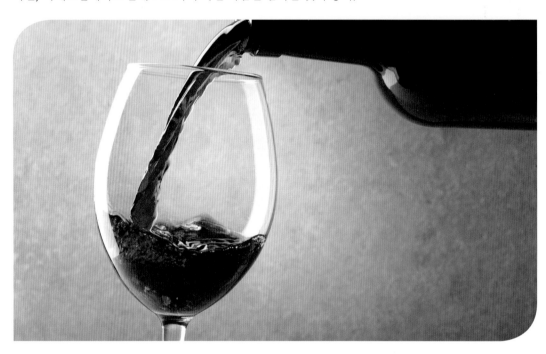

영상을 보고 브릿지의 세계로

QR code

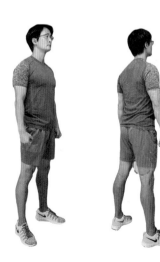

운동에도 가성비가 있다면 브릿지야말로 가성비 높은 대표적인 운동이다(개인적으로 복근 운동을 한 뒤에 꼭 브릿지로 마무리를 한다).

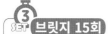 **브릿지 15회** 말 그대로 상체와 하체를 잇는 가교를 강화한다.

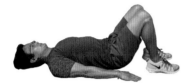 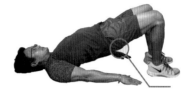

엉덩이를 수축하는 데
초점을 맞춘다

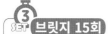 **싱글 레그 글루트 브릿지 8회** 브릿지로 만족 못 하면 좀 더 강력하게.

지지하는 다리의 햄스트링에
쥐가 날 것 같으면 바로 멈춘다

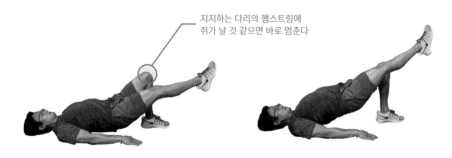

 술을 마시면 얼굴이 벌게지는 사람은 아세트알데히드 분해 효소가 적은 사람이다. 그런 경우 커피, 녹차, 블루베리, 호두, 콩 등 폴리페놀이 풍부한 다른 음식으로 대체하는 게 좋다.

064 화이트와인 운동법

레드와인과 칼로리가 거의 같다. 레드 와인은 보통 육류에 어울리고 화이트와인은 생선류에 어울린다고 하는 전문가의 의견과는 별도로 자신에게 잘 맞는 걸 마시면 된다. 영화도 그렇다. 전문가 평점과 관객의 평점과는 괴리가 있는 경우가 제법 있다. Be Yourself. 남 따라 할 필요 없다.

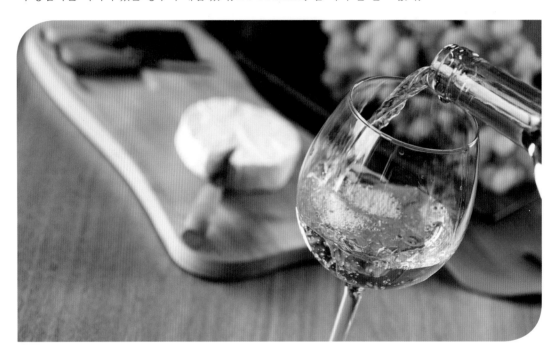

QR code

영상을 보고
근육을 만들자

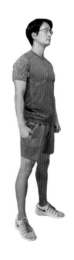
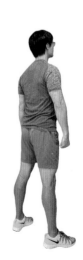

푸쉬업과 덩키킥은 엎드려서 할 수 있는 좋은 운동이다 (서서 · 앉아서 · 누워서 · 엎드려서... 어떤 자세에서든 운동은 가능하니 핑계 대지 말자).

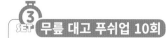

SET ③ 무릎 대고 푸쉬업 10회 푸쉬업의 정석은 아니지만 정석만 갖고 살 순 없다.

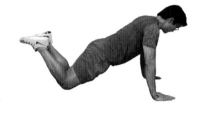 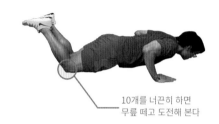

10개를 너끈히 하면
무릎 떼고 도전해 본다

SET ③ 싱글 레그 덩키킥 10회 당나귀(덩키)가 뒷발질하듯.

힙업의 길은 멀고도 험난하지만
해볼 건 다 해보자

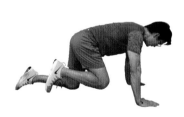 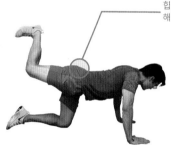

 화이트와인에는 타타르산(주석산)이 풍부한데 그로 인해 살이 빠진다는 연구 결과가 독일에서 있었다. 달콤한(Sweet) 맛이 아닌 쌉쌀한(Dry) 맛일 경우 그렇다는 걸 참고하자.

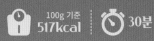
065 삼겹살 운동법

적당한 살과 알맞은 기름의 앙상블을 노릇노릇 구워 입안 가득 채우면 하루의 상념이 사라진다. 호주에서 따라온 제자 에드는 삼겹살에 반해 한 달 일정을 1년으로 연장했다. 이제 삼겹살은 세계로 나아간다. 그 누가 삼겹살에 반하지 않을까.

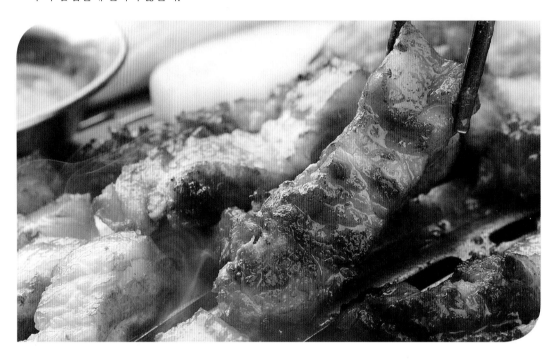

QR code

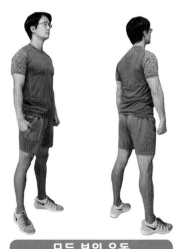

영상을 보고 유산소 운동과 근력 운동을 골고루

삼겹살의 살과 기름처럼 근력 운동인 다리 올리기와 스쿼트, 유산소 운동인 점핑잭의 적절한 조화.

모든 부위 운동

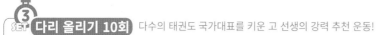

SET 3 다리 올리기 10회 다수의 태권도 국가대표를 키운 고 선생의 강력 추천 운동!

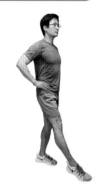

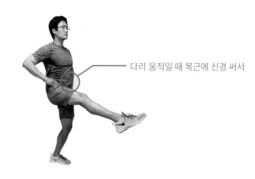

다리 움직일 때 복근에 신경 써서

SET 3 점핑잭(유산소) 20회 가성비 좋은 유산소 운동의 대표주자.

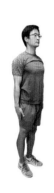

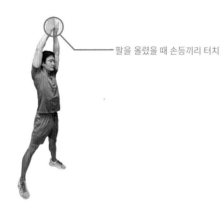

팔을 올렸을 때 손등끼리 터치

SET 3 스쿼트 10회 아직도 스쿼트를 안 한다고? 늦지 않았다고!

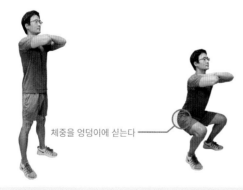

체중을 엉덩이에 싣는다

모든 건 습관이다. 찰스 두히그의 <습관의 힘>을 읽어보면 습관에 의해 모든 행동이 이뤄진다는 사실을 알 수 있다. 삼겹살 먹고 배부른데도 밥을 볶아 먹는 것 역시 습관이다. 돼지 되는 습관!

066 족발 운동법

 1인분 기준 768kcal | 30분

오!! 기름기 좔좔 흐르는 족발을 보고도 침이 줄줄 흐르지 않는 사람은 채식주의자거나 이슬람교도일 것이다. 족발은 장충동이지만 각 지역마다 손님이 줄을 잇는 족발집이 하나씩은 꼭 있다. 족발은 역시 푹 삶은 앞다리살이 맛있다.

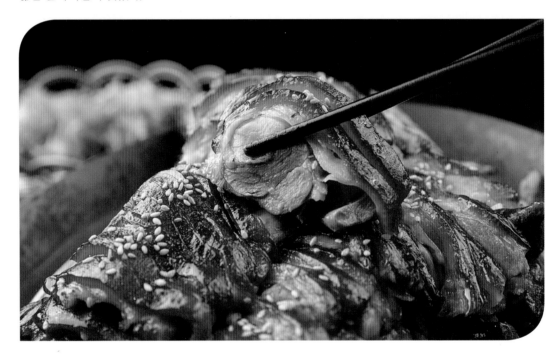

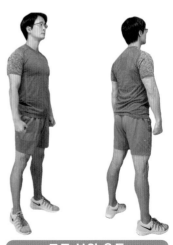

QR code

영상을 보고 힙업과 뱃살 정리를 동시에

족발을 먹었으니 빡센 워킹 런지와 사이드 런지로 하체 운동을 하고 마무리로 제자리 달리며 펀치

모든 부위 운동

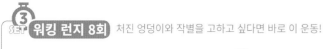
3 SET 워킹 런지 8회 처진 엉덩이와 작별을 고하고 싶다면 바로 이 운동!

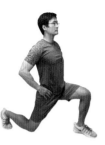
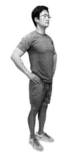
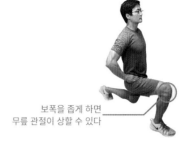

보폭을 좁게 하면
무릎 관절이 상할 수 있다

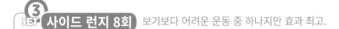
3 SET 사이드 런지 8회 보기보다 어려운 운동 중 하나지만 효과 최고.

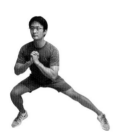
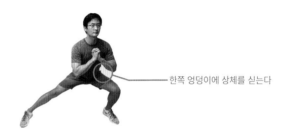

한쪽 엉덩이에 상체를 싣는다

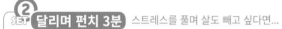
2 SET 달리며 펀치 3분 스트레스를 풀며 살도 빼고 싶다면...

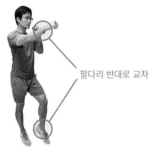
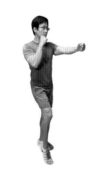

팔다리 반대로 교차

족발 1인분이 768kcal다. 그만큼 운동을 빡세게 준비했다. 소주 한 잔이라도 곁들이는 날엔 위의 운동에 걷기 30분 추가다. 그렇다고 너무 걱정 마라. 족발 매일 먹는 거 아니고 운동은 매일 할 텐데 무슨 걱정이람.

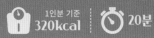

067 아귀찜 운동법

아귀찜의 오묘한 맛을 어른이 돼서야 알았다. 아귀찜만이 낼 수 있는 쫀득함과 물컹함의 조화! 한때 멋모르고 살코기만 주로 먹다가 물컹물컹 부위의 맛을 제대로 느낀 순간부터 살코기는 양보하는 부위가 되었다. 잘 버무린 슴슴한 양념의 채소는 물론 미더덕의 식감 역시 아귀찜의 별미 중 하나다.

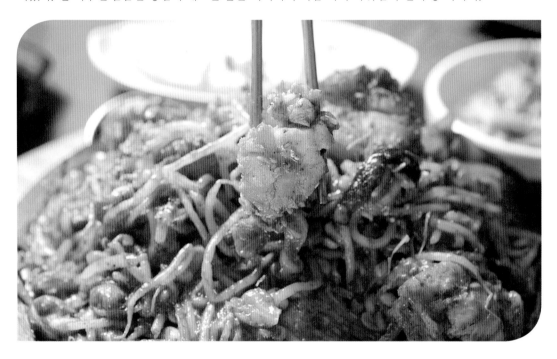

QR code

영상을 보고 강한 어깨에 도전하자

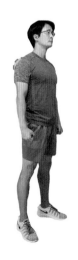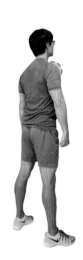

(어깨 운동은 오버헤드 프레스로 틀을 만들고) 3종 레이즈로 조각하는 걸 하나의 세트로 기억하기 바란다.

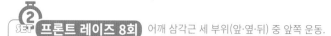
SET ② 프론트 레이즈 8회 어깨 삼각근 세 부위(앞·옆·뒤) 중 앞쪽 운동.

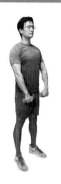
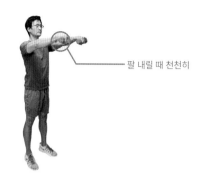

— 팔 내릴 때 천천히

SET ③ 사이드 래터럴 레이즈 10회 가장 대표적인 측면 삼각근 운동이다.

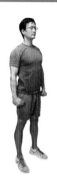
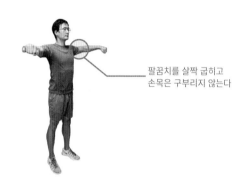

— 팔꿈치를 살짝 굽히고 손목은 구부리지 않는다

SET ② 벤트오버 래터럴 레이즈 8회 후면 삼각근 운동. 레이즈 셋 중 제일 어렵다.

— 뒤쪽 어깨에 집중한다

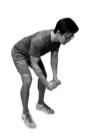
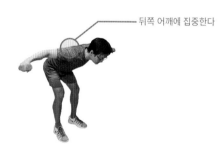

아귀찜 같은 음식은 굳이 1인분으로 따로 나누는 게 큰 의미가 없어 보인다. 몇 조각을 먹었는지로 따지는 게 더 빠를 듯하지만 그 역시 나물과 양념의 조화를 무시한 처사니 아귀찜의 칼로리는 그냥 재미로 보자.

068 배추전 운동법

기름을 두른 것치고 맛없는 게 어디 있을까마는 배추전에 빠진 이후 하루가 멀다 하고 먹었던 기억이 난다. 배추전의 맛을 알게 된 건 40대가 넘어서다. 그전까지 배추는 김치로나 먹는 걸로 알았다. 배추전은 반죽이 되직하면 반죽 맛이 강하고 너무 묽으면 고소한 맛이 덜하다.

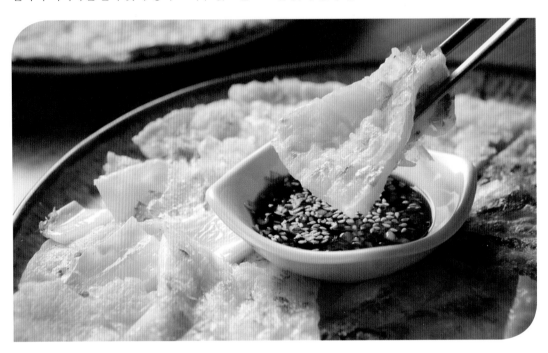

QR code

영상을 보고
허리를 날씬하게

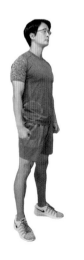
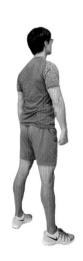

서서 하는 복근(복사근) 운동으로 코어는 튼튼하게 허리는 날씬하게 만들어 보자.

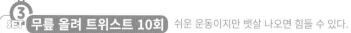

3 SET 무릎 올려 트위스트 10회 쉬운 운동이지만 뱃살 나오면 힘들 수 있다.

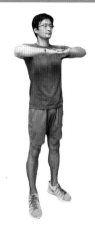 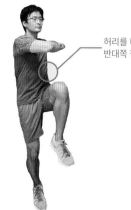

허리를 비틀며
반대쪽 팔다리를 만나게 한다

3 SET 팔 들고 복사근 조이기 10회 아주 간단하지만 효과 좋은 옆구리 운동이다.

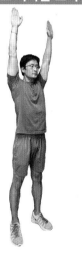 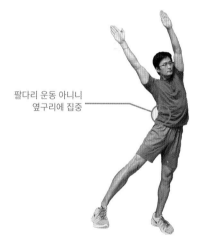

팔다리 운동 아니니
옆구리에 집중

 배추는 식이섬유와 비타민 C가 풍부하고 글리코시놀레이트라는 항암성분과 칼슘까지 들어 있다. 일반 배추 대신 봄동을 지져 먹기도 하는데 그 맛이 아주 별미다. 봉지 라면만 먹다가 컵라면을 먹는 느낌적인 느낌이랄까.

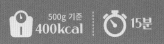
069 해물찜 운동법

유명 방송에서 추천하는 해물찜 집에 간 적이 있다. 자문단 중에 한때 어울려 놀던 동창이 있어서 믿고 간 거다. 결론부터 말하자면 그날 이후 그 방송을 다신 안 보는 건 물론이고 동창에 대한 실망감까지 들었다. 냉동 해물 범벅에 고무를 씹는 듯한 식감과 그저 맵고 짠 양념. 방송 다 믿을 거 아니다.

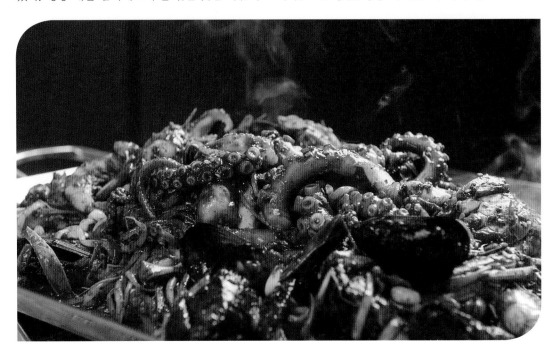

QR code

영상을 보고
어깨 통증을 예방하자

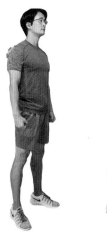
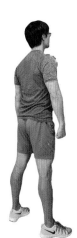

어깨를 보호하는 체조 3가지로 굳어가는 어깨 관절을 풀어 주고 줄어드는 근육을 미연에 방지하자(어깨 아픈 사람에 게도 효과가 있다).

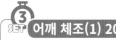 **어깨 체조(1) 20회** 간단한 동작만으로 회전근개를 튼튼하게 한다.

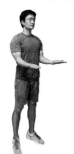 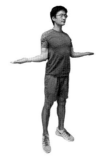

* 밴드를 이용하면 더 좋다.

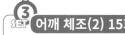 **어깨 체조(2) 15회** 어깨 관절의 가동 범위를 넓힌다.

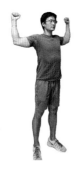 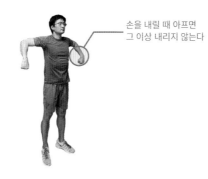

손을 내릴 때 아프면
그 이상 내리지 않는다

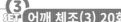 **어깨 체조(3) 20회** 일명 Y W 자세라고 이름 붙였다. 삼각근을 자극한다.

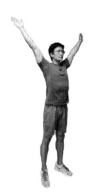 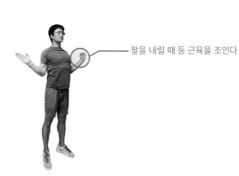

팔을 내릴 때 등 근육을 조인다

 제주도에 놀러 갔을 때 먹은 음식 중에 최고의 음식은 해물찜이었다. 제주 사는 동생이 소개한 식당이라 그런지 관광객은 볼 수 없었다. 역시 여행지 최고 식당은 현지인들이 찾는 곳이다.

070 닭갈비 운동법

닭갈비는 춘천이 유명한데 막상 춘천에서 먹은 닭갈비보다 동네에서 먹는 닭갈비가 더 맛있다. 그러고 보니 평양냉면, 충무김밥, 마산아귀찜, 전주비빔밥 등 지역을 앞세운 음식이 제법 많다. 양념이 잘 밴 닭고기 한 점과 잘 익은 고구마와 양배추 한 입을 번갈아 먹고 나면 배는 든든 영양은 만점이 된다.

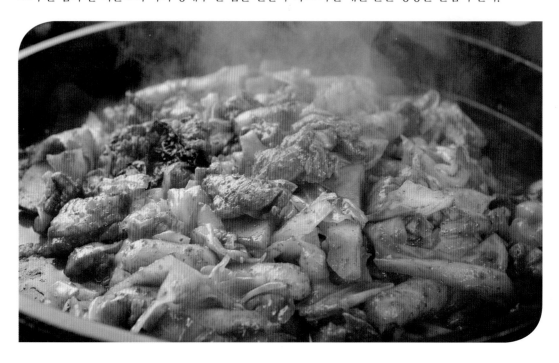

QR code

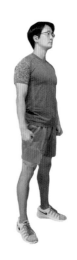
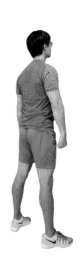

영상을 보고
마오리족이 되자

높은 효과에 재미를 더한 운동을 좋아하는데 바로 이 운동이
그렇다(슈퍼맨은 보너스다).

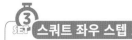 **스쿼트 좌우 스텝 10회** 이 운동을 할 때면 마오리족이 된 것 같다.

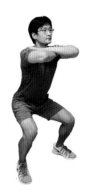
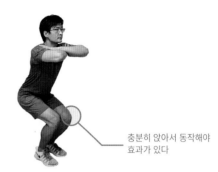

충분히 앉아서 동작해야
효과가 있다

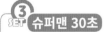 **슈퍼맨 30초** 슈퍼맨처럼 튼튼해지길 바라며...

팔다리를 많이 드는 것보다
엉덩이를 수축하는 데 집중한다

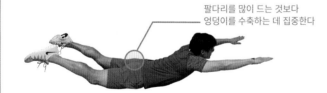

 그동안 먹은 닭이 몇 마리나 될까. 거기다 계란까지. 일말의 자책감을 담아 사람들에게 말한다. "근육 만든다고 닭가슴살 찾지 마세요. 다른 단백질 음식 많아요." 오늘 밤 꿈에 닭이 쪼아댈까 두렵다.

071 마른김 운동법

딱 한 가지 반찬으로 일주일간 밥을 먹으라면 주저 없이 김을 선택할 것이다. 김은 간장 하나만 있으면 날로 먹든 살짝 구워 먹든 맛있다. 봉지에 담긴 조미김도 가끔 먹지만 김은 역시 마른김을 살짝 구워 간장에 콕 찍어 먹는 게 일품이다. 누구나 좋아하는 김밥도 김이 주재료니 김은 이모저모로 요긴한 먹거리다.

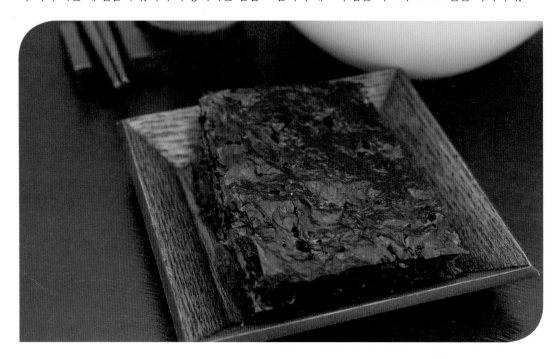

QR code

영상을 보고
당장 도전해보자

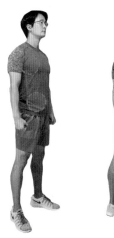
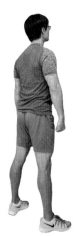

푸쉬업을 10개도 제대로 못하는 이유는 둘 중 하나다.
체중이 많이 나가거나 상체 근력이 현저하게 약하거나.

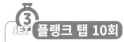 **플랭크 탭 10회** 코어 근육이 튼튼한 사람은 동작하기 쉽다.

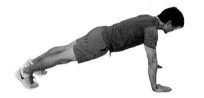 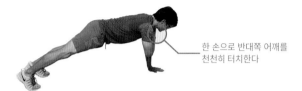

한 손으로 반대쪽 어깨를
천천히 터치한다

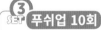 **푸쉬업 10회** 이 책에서 많이 다룬 운동은 그만큼 중요하다.

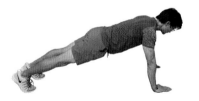 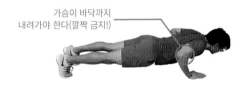

가슴이 바닥까지
내려가야 한다(깔짝 금지!)

 흔히 먹는 조미김은 작은 것 한 봉지가 10g 정도인데 칼로리는 마른김에 비해 높지만 다른 음식에 비해서는 낮다. 칼로리 낮고 단백질과 섬유질 풍부한 김은 다이어트에 아주 좋은 음식이다.

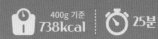
072 보쌈 운동법

유명 프랜차이즈 보쌈 집의 본점에 가면 이렇게 주문한다. "반반으로 주세요!" 주로 살코기만 있는 부위가 있고 기름 많은 부위가 있는데 반반 섞어 달라는 뜻이다. 살은 목살, 기름은 삼겹살이다. 기름을 선호하는 사람이 많지만 난 무조건 반반이다. 촉촉한 살은 근육을 위해 야들야들한 기름은 기분을 위해.

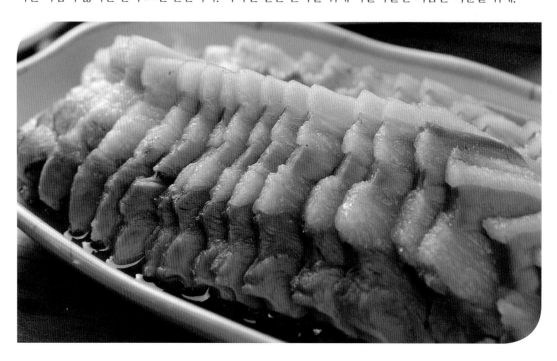

QR code

영상을 보고
처진 가슴을 올려보자

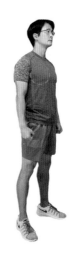
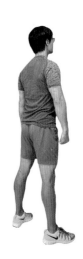

푸쉬업을 못하는 사람을 위해 덤벨을 이용한 가슴 운동 3종을 추천한다. 푸쉬업이 힘든 경우 다음 중 어디에 해당하는지 파악해서 대책을 마련하기 바란다. 1) 체중이 많이 나간다. 2) 손목이 아프다. 3) 상체 근력이 부족하다. 4) 해본 적이 없다.

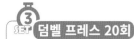 **덤벨 프레스 20회** 덤벨을 이용한 가슴 운동이다.

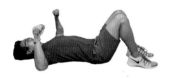

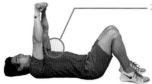 ─── 가슴을 탄력 있게 만든다

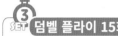 **덤벨 플라이 15회** 덤벨 프레스의 부족한 면을 보충한다.

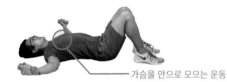 ─── 가슴을 안으로 모으는 운동

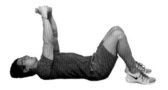

 덤벨 풀오버 30회 가슴 운동의 마무리로 적당.

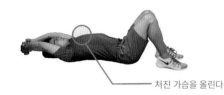 ─── 처진 가슴을 올린다

※ 가슴 운동 3종은 팔이 아닌 가슴에 집중해서 한다.

 보쌈은 몇 인분의 개념이 아닌 '대중소'로 판매를 한다. 그리하여 보쌈은 나의 음식이 아닌 우리의 음식이다. 네 식구 오손도손 한 밥상에서 밥을 먹던 그 시절이 아련하다. 보쌈은 어우러져 먹어야 제맛이다.

소곱창구이 운동법

겉은 바삭하게 익고 속은 곱이 실한 소곱창구이를 한 점 먹고 나면 피곤이 사라진다. 철분과 단백질을 포함한 영양가가 높고 맛도 좋아서 사람들이 술안주로 자주 찾는 음식이다. 그래서일까. 동네마다 잘 나가는 곱창집이 하나씩은 있다. 곱창은 무엇보다 원재료의 신선함과 손질이 중요하다.

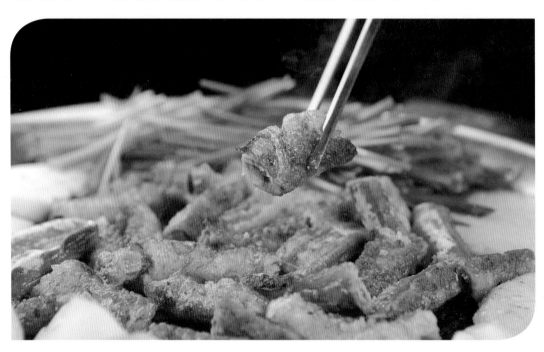

QR code

영상을 보고 부실한 하체를 공략하자

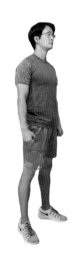
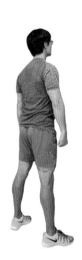

덤벨을 들고 하면 더 좋은 스쿼트 3종으로 부실한 하체를 튼튼하게 만들어서 환골탈태하자.

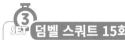 **덤벨 스쿼트 15회** 뭐든 기본이 충실해야 한다. 하체 운동의 기본!

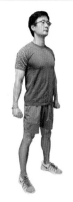 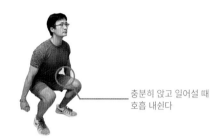

충분히 앉고 일어설 때
호흡 내쉰다

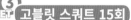 **고블릿 스쿼트 15회** 덤벨을 들고 하면 좋다.

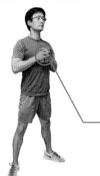 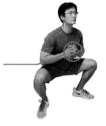

무거울수록 가슴에 딱 붙여
들어야 안 다친다

덤벨 와이드 스쿼트 15회 허벅지 안쪽을 강화.

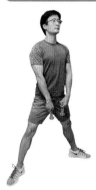 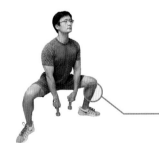

되도록 다리를 팔자로
벌리고 허리를 편다

 소곱창은 고단백 저 콜레스테롤 음식으로 알려졌지만 포화지방은 높다. 자주 먹을 음식은 아니라는 말이다. 누차 강조하는 말인데 고기 실컷 먹고 밥까지 볶아 먹었다면 두 배로 운동하자.

074 골뱅이무침 운동법

쫀득함 하면 골뱅이가 빠질 수 없다. 골뱅이의 고단백 성분과 오이와 양파 등 채소의 비타민과 식이 섬유소를 합친 골뱅이무침은 그야말로 만점 음식이다. 통조림 식품은 추천하지 않으나 골뱅이 통조림은 예외로 하자. 매번 신선한 골뱅이를 구하기는 힘들 테니까.

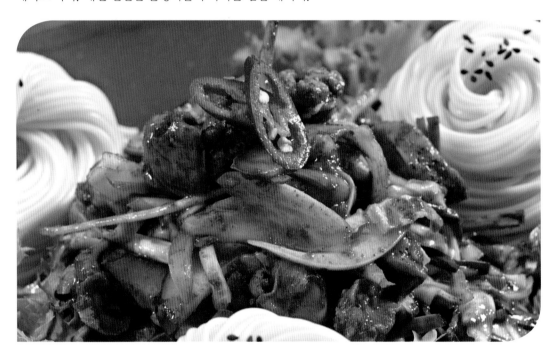

QR code

영상을 보고
뭉친 가슴을 풀어주자

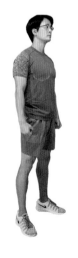
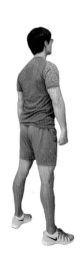

두 종류의 흉곽 운동으로 스트레스 받아서 뭉친 가슴을 풀어주고 숨을 제대로 쉬어보자.

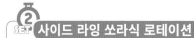
SET ② 사이드 라잉 쏘라식 로테이션 10회 운동 이름을 우리말로 바꾸면 더 복잡해진다.

가슴과 흉곽을 이완한다

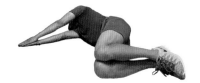 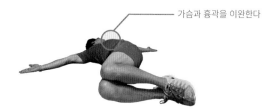

SET ② 쏘라식 로테이션 10회 목 운동 아니다.

쏘라식(thoracic)은
흉추 혹은 흉곽을 말한다.

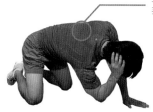 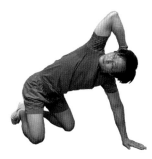

* 운동 이름을 아무리 쉽게 표현하려 해도 어려운 것들이 있고 우리말로 바꿔 부르면 더 어색한 것들도 있다. 신체 부위도 햄스트링 같은 경우 우리말로 하면 발음이 더 힘든 슬굴곡근이 된다. 생소한 운동의 경우 운동 이름을 외우기보다 어느 부위를 자극하는 운동인지 파악하는 게 훨씬 이롭다.

골뱅이는 저칼로리에 타우린과 콘드로이틴, 히스친 점액 등 유익한 성분이 많다. 다만, 소면을 함께 먹을 경우는 소탐대실일 수 있다. 과도한 탄수화물 섭취가 건강을 해칠 수 있음을 기억하자.

075 광어회 운동법

고단백 저칼로리 하면 회가 빠질 수 없다. 싱싱한 회는 언제나 환영인데 그중 광어회는 가장 쉽게 접하는 대중적인 회다. 가성비 좋고 영양가 면에서도 여러모로 훌륭한 음식이다. 광어는 넙치의 다른 이름이다. 광어면 어떻고 넙치면 어떤가. 맛만 있으면 된다.

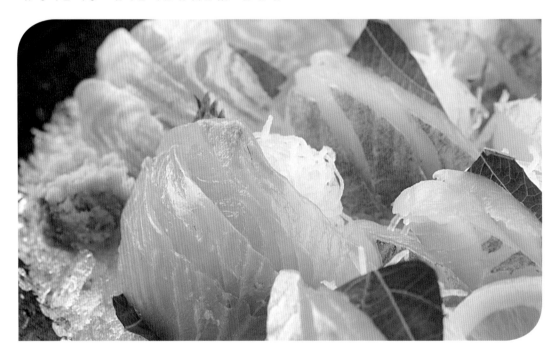

영상을 보고 팔운동을 슈퍼세트로 해보자

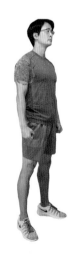
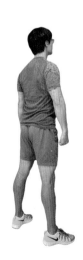

팔은 위팔과 아래팔로 나뉘며 위팔은 다시 이두박근과 삼두박근으로 분리되는데 두 개의 반대편 근육을 연달아 자극하는 운동법을 슈퍼세트라 한다.

3 SET **덤벨 컬 20회** 대표적 이두박근(알통) 운동.

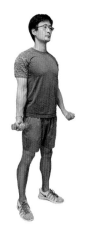

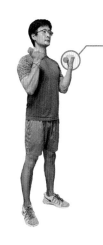

덤벨을 올릴 때보다
내릴 때 더 천천히 한다

3 SET **원 암 트라이셉스 익스텐션 20회** 대표적 삼두박근(팔뚝살) 운동.

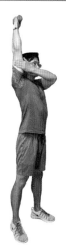

팔꿈치가 머리 앞으로 나오지 않도록
나머지 손이 막아준다

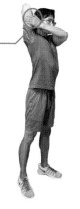

* 보통 이두박근은 잡아당기는 힘이고 삼두박근은 미는 힘이다. 턱걸이(광배근)할 때 이두박근이 개입되고
팔굽혀펴기(대흉근)할 때 삼두박근이 도와주는데 이를 협력근이라 한다. 주동근(주로 쓰는 근육), 협력근
(도와주는 근육), 길항근(주동근의 반대되는 작용을 하는 근육. 예: 이두박근의 길항근이 삼두박근).

광어 하면 지느러미를 빼놓을 수 없다. 30년 전 처음 일본에 놀러 갔을 때 초밥집에서 친구가 "엔
가와 구다사이."라는 주문을 해서 처음 먹어본 광어 지느러미는 정말 맛있었다. 콘드로이틴황산
성분이 풍부하다.

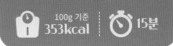
076 마른오징어 운동법

부모에게 물려받는 건 DNA뿐만이 아니다. 대표적인 게 입맛이다. 부모가 좋아하는 걸 자식이 함께 먹고 자라니 어릴 때 입맛이 평생 가는 거다. 아버지는 소주 안주로 마른오징어를 즐겨 드셨다. 심지어 오징어 껍질까지 씹어 드시며 "이게 맛있는 거야!"라는 말을 하곤 하셨는데 그 진위를 이젠 알 수가 없다.

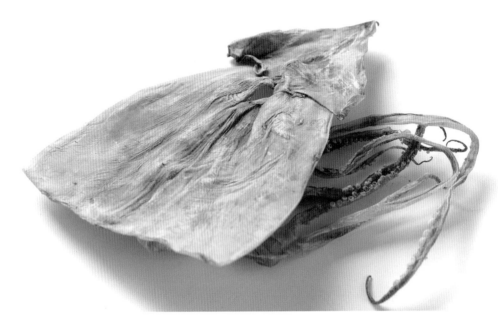

QR code

영상을 보고
삼두박근에 도전

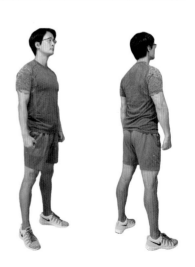

삼두박근 운동으로 팔뚝살을 정리하는 시간을 가져보자.
두 가지 운동 이후 바로 주먹 지르기(펀치)를 하면 효과가
커진다.

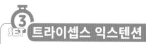 **트라이셉스 익스텐션 20회** 팔뚝살을 어떻게 빼냐고 묻기 전에 이 운동부터 꾸준히 해본다.

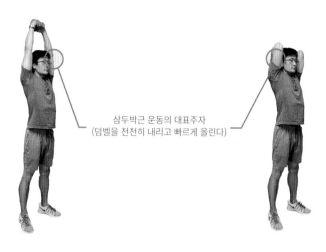

삼두박근 운동의 대표주자
(덤벨을 천천히 내리고 빠르게 올린다)

 킥백 20회 효과 바로 오는 삼두 운동!

팔꿈치를 확 펴지 말고
삼두박근을 수축하는 느낌으로

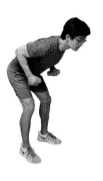 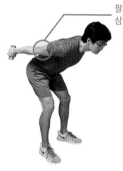

 마른오징어에 보이는 하얀 가루는 타우린 성분이니 안심하고 먹어도 된다. 단백질은 물론 DHA, EPA 등 불포화지방이 풍부하고 먹물에는 항암효과까지 있다고 하니 오징어는 버릴 게 없다.

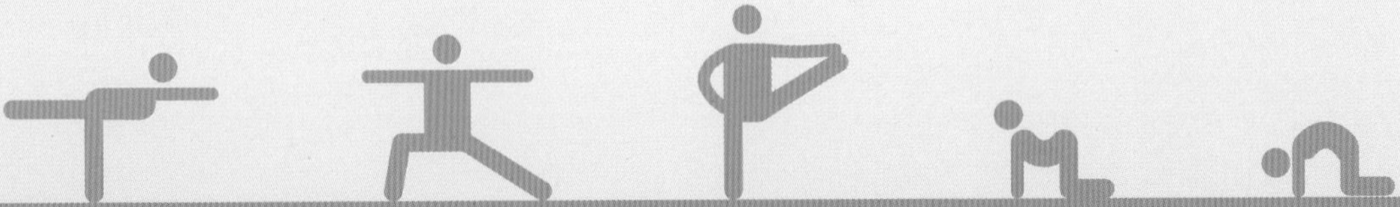

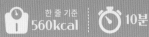
077 참치김밥 운동법

어린 시절 소풍 가는 날 비가 와서 취소되면 풀이 죽어 곧 눈물이 주르륵 나올 것 같았지만 위안이 되어 준 김밥이 있어서 버틸 수 있었다. 요리 솜씨 좋기로 유명했던 어머니의 김밥은 친구들과 선생님께 인기 가 높았다. 당시 김밥은 소고기 김밥이었는데 요즘 대세는 참치김밥인 듯하다.

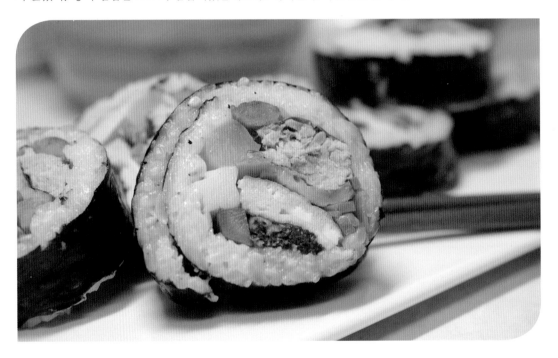

QR code

영상을 보고 휴식을 취하자

운동이라고 해서 꼭 격렬하게 땀을 흘려야만 하는 건 아니다. 자기 전에 하면 좋은 자세다.

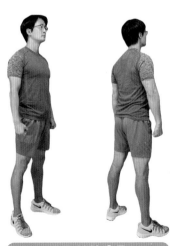

모든 부위 운동

172 — 🏃 — 173

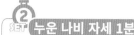 **누운 나비 자세 1분** 말 그대로다. 누워서 나비를 만들자.

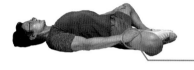

무릎이 많이 뜨지 않도록 손으로
지그시 누른다

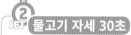 **물고기 자세 30초** 잠 잘 오는 자세다.

정수리를 바닥에 대고 가슴을
들어 올린다

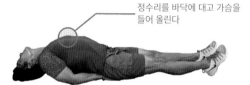

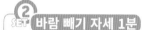 **바람 빼기 자세 1분** 엉덩이를 이완하자.

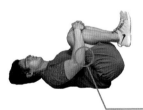

허벅지를 가슴까지 끌어안는다

 김밥을 만들어 본 사람은 알 텐데 보통 손이 많이 가는 음식이 아니다. 먹기는 간편하지만 과정은
복잡하다. 모든 음식이 그렇듯 고마운 마음을 담아 천천히 음미하면서 먹자. 농부, 자연, 어머니…

078 라면 운동법

라면은 언제 먹어도 맛있다. 누군가 먹는 걸 볼 때 다른 건 다 참아도 라면만큼은 참기 어렵다. 호로록 얌얌. 개인적으로 선호하는 브랜드가 있지만 군이 그것만을 고집하진 않는다. 다 나름의 맛이 있고 인스턴트라 해도 손맛이 좌우되니 일단 잘 끓이고 볼 일이다.

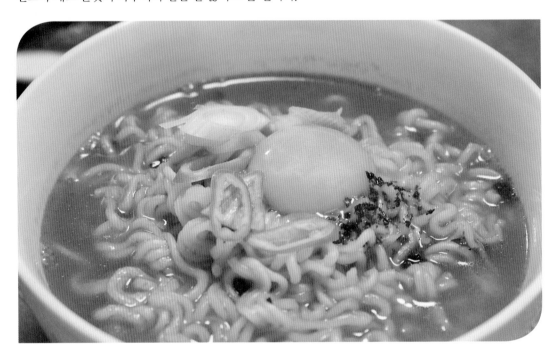

QR code

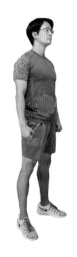
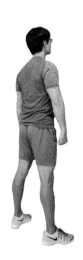

영상을 보고 복근 3종에 도전

앞으로는 라면 먹으면 복근 3종을 기억해서 꼭 실천하면 좋겠다. 라면=복근 운동 3종(3세트).

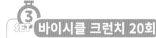 **바이시클 크런치 20회** 누워서 자전거를 타 보자. 제일 안전한 복근 운동이다.

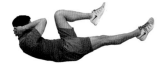 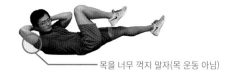

목을 너무 꺾지 말자(목 운동 아님)

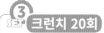 **크런치 20회** '윗몸 일으키기'보다 훨씬 안전하고 효과도 좋다.

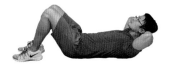 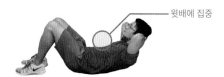

윗배에 집중

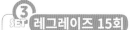 **레그레이즈 15회** 아랫배 단련에 이만한 것도 없다.

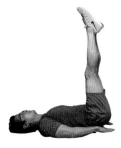 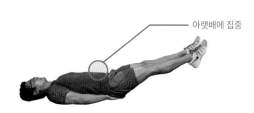

아랫배에 집중

 라면의 문제는 칼로리가 아닌 나트륨에 있다. 한 봉지의 나트륨이 2,000mg에 육박한다. 곁들여 먹는 김치 역시 짜기 때문에 하루 권장량을 넘는 건 순식간이다. 건강을 생각한다면 국물까지 다 들이켜는 건 삼가자.

079 컵라면 운동법

제일 맛있게 먹은 컵라면은 스위스 융프라우 정상 휴게소에서 먹은 컵라면이다. 해발 3,000m가 넘어갈 즈음 고산병이 찾아왔다. 피곤한 상태에서 고산병까지 겹치니 몸을 가누기 힘들었다. 그때 휴게소에서 발견한 대한민국 컵라면. 그 하나로 피로와 고산병 모두 해결됐다. 풍듀가 아닌 컵라면으로 기억되는 스위스다.

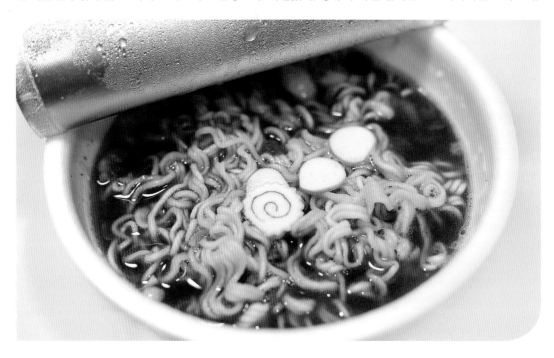

QR code

영상을 보고 복사근 운동을 해보자

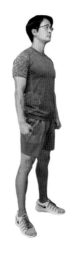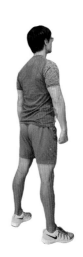

라면=복근 운동 3종에 더해 컵라면=복사근 운동이라는 공식을 추가한다.

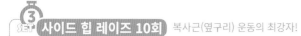

SET ③ 사이드 힙 레이즈 10회 복사근(옆구리) 운동의 최강자!

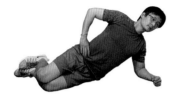 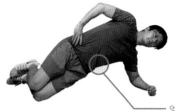

엉덩이 들 때 옆구리에 힘!

SET ③ 사이드 플랭크 30초 위의 운동을 하고 바로 시행하면 더 좋은 등척성 운동이다.

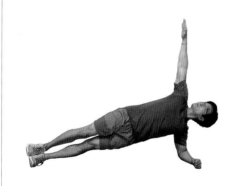

＊ 머리부터 발끝까지 직선을 유지(30초 버티면 초보 탈출).

 컵라면은 특유의 맛이 있다. 면 자체는 얇고 부드럽지만 일반 라면과 마찬가지로 나트륨이 높다. 나트륨을 몸 밖으로 빼내는 건 칼륨이다. 나트륨 뺀다고 밤 12시에 바나나(칼륨 많음)를 먹는 동생이 있었다. 배꼽 잡았다.

080 떡볶이 운동법

떡볶이 하면 여동생이 떠오른다. 하나뿐인 여동생을 책 다섯 권 내는 동안 처음 언급한 게 떡볶이라니… 괜스레 미안한 마음이 든다. 워킹맘으로 아들 둘 잘 키우고 집까지 산 대견한 여동생의 떡볶이 사랑은 유별났다. 일주일 내내 떡볶이를 먹을 정도였다. 뭐가 그리 맛있을까?

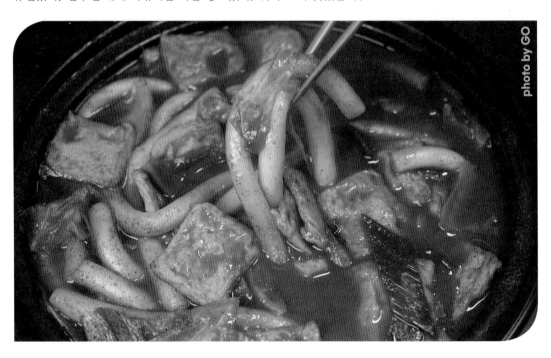

photo by GO

QR code

영상을 보고
매력 있는 뒤태에 도전

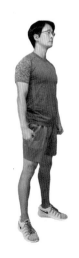 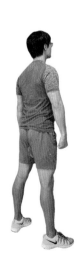

자랑용 앞태 운동보다 건강용 뒤태 운동이 더 중요하다는
사실을 깨닫고 앞으로는 등허리와 엉덩이에 신경 쓰자!

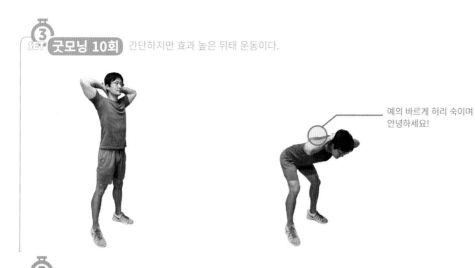

SET 3 **굿모닝 10회** 간단하지만 효과 높은 뒤태 운동이다.

예의 바르게 허리 숙이며
안녕하세요!

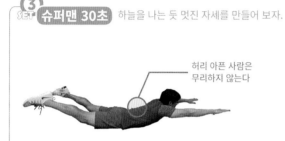

SET 3 **슈퍼맨 30초** 하늘을 나는 듯 멋진 자세를 만들어 보자.

허리 아픈 사람은
무리하지 않는다

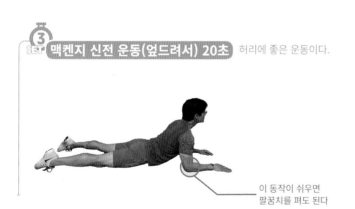

SET 3 **맥켄지 신전 운동(엎드려서) 20초** 허리에 좋은 운동이다.

이 동작이 쉬우면
팔꿈치를 펴도 된다

밀가루는 다이어트와 적이라는 걸 기억해야 한다. 더구나 떡볶이는 맵고 짜기 때문에 나트륨도
많이 들어가 있다. 기왕 먹을 거면 딱 한 접시만 튀김이나 순대 빼고 먹는 게 건강에는 이롭다. 운
동을 더 할 거라면 상관없지만!

081 즉석떡볶이 운동법

떡볶이와 즉석떡볶이의 차이는 뭘까. 말 그대로 '즉석'에 답이 있다. 미리 큰 철판에 조리해 놓은 떡볶이를 퍼 주느냐 냄비에 새롭게 끓여 먹느냐의 차이겠지만 그보다는 만두 쫄면 라면 계란 양배추 치즈 등등의 재료를 취향에 따라 얼마든지 추가해 먹을 수 있다는 데 즉석떡볶이의 장점이 있다.

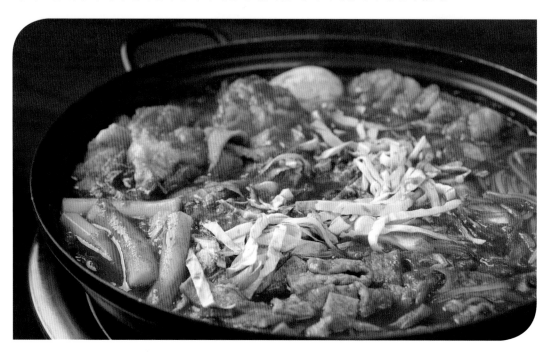

QR code

영상을 보고
어깨를 펴자

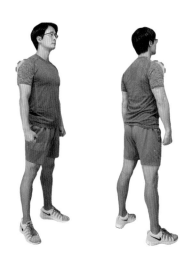

어깨 좁은 사람을 어좁이라 비하하는데 어좁이 탈출용으로
아주 좋은 운동 3종이니 어깨 좁다고 낙담 말고 꾸준히 할 것!

③ 오버헤드 프레스 20회 어깨 운동의 기본 중의 기본.

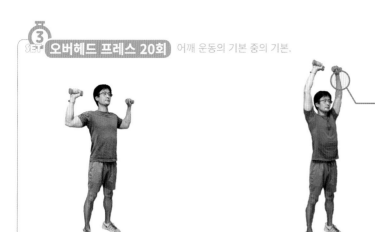

팔을 천천히 내리고
경쾌하게 올린다

③ 아놀드 프레스 20회 아놀드 슈왈제네거가 고안했다는 어깨 운동.

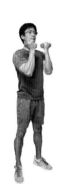

턱밑에서 시작해서
머리 위로 힘차게 올린다

③ 사이드 래터럴 레이즈 10회 프레스로 어깨의 형태를 만들었으니 레이즈로 조각한다.

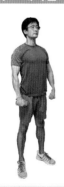
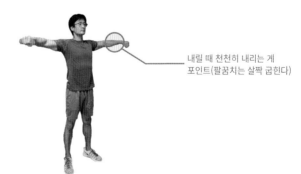

내릴 때 천천히 내리는 게
포인트(팔꿈치는 살짝 굽힌다)

즉석떡볶이를 먹을 때도 영양의 조화를 생각해서 먹으면 좋겠다. 단백질(어묵, 계란) 탄수화물
(떡, 라면 혹은 쫄면) 섬유질(양배추 등 채소)을 골고루 섭취하면 된다.

찐감자 운동법

칼로리와 GI (혈당) 지수를 떠나서 감자는 영양가 높은 구황작물이다. 단, 감자를 튀길 경우 칼로리 폭발은 물론 발암물질이 발생하는 위험이 도사리고 있다. 가급적 튀기기보다 쪄 먹는 걸 추천한다. 프렌치프라이는 건강과 다이어트 모든 면에서 최강의 적이다.

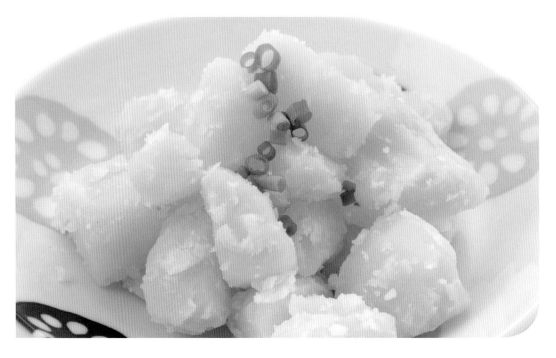

QR code

영상을 보고
요가 동작을 따라 해보자

요가는 심신을 단련하는 좋은 운동으로서 자세에 따라
다양한 부위를 자극한다.

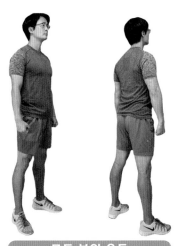

모든 부위 운동

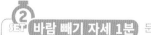

바람 빼기 자세 1분 둔근을 이완한다.

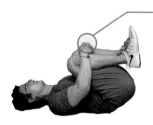

— 허벅지를 가슴까지 끌어안는다

견상 자세 30초 햄스트링과 둔근은 물론 어깨까지 이완한다.

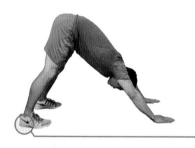

— 뒤꿈치를 바닥에 붙여야 한다

맥켄지 신전 운동(엎드려서) 30초 허리에 좋은 자세다.

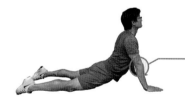

— 허리 아프면 팔꿈치를 대고 한다

 감자는 다양한 재료와 잘 섞인다. 감자 같은 사람이 되면 좋겠다는 생각이 문득 들었다. 감자처럼 모든 것들과 잘 어우러지는 그런 사람.

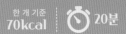
083 군만두 운동법

군만두 하면 〈올드보이〉에서 15년간 매일 군만두만 먹은 오대수가 떠오른다. 아무리 맛난 음식이라도 매일 먹으면 질릴 텐데 15년이라니. 겉은 바삭하고 속은 촉촉한 군만두를 간장에 살짝 찍어서 한 입 베어 물면 그보다 훌륭한 음식이 또 어디 있겠냐만 그마저 매일 먹는다고 생각하니 새삼 오대수가 대단해 보인다.

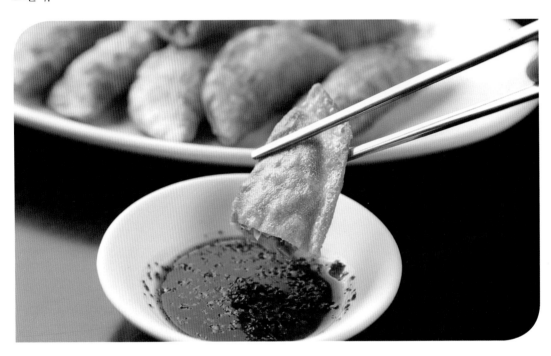

QR code

영상을 보고 하체와 복근을 동시에

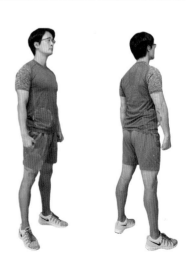

스쿼트가 익숙해진 사람이라면 변형 동작을 통해 복부 자극도 함께 느껴보자.

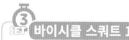

3 SET **바이시클 스쿼트 10회** 시간 없을 땐 복합 다관절 운동으로.

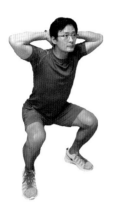

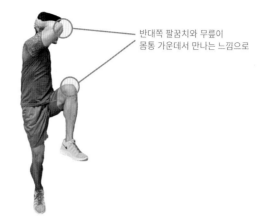

반대쪽 팔꿈치와 무릎이
몸통 가운데서 만나는 느낌으로

3 SET **오블리크 스쿼트 10회** 이 운동이 편할 때쯤이면 이미 튼튼해진 것.

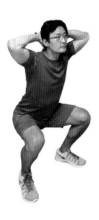

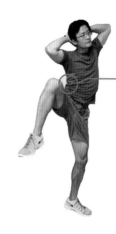

호흡은 일어나며
옆구리를 조일 때 내쉼

중국집에 건의한다! 요리를 시키면 공짜로 주는 군만두 서비스를 즉각 중단하라. 군만두는 서비스 따위로 평가절하시킬 만큼 허접한 음식이 아니다. 군만두 대신 차라리 할인으로 대체하라.

송편 운동법

명절 음식 중에 예상보다 칼로리가 높은 음식이 바로 송편이다. 1인분이라는 게 사람에 따라 차이가 나지만 송편 1인분 기준에 338kcal를 자랑한다. 송편은 깨송편과 콩송편이 양대 산맥인데 개인적으로 깨송편을 좋아한다. 콩은 송편이 아니더라도 얼마든지 먹을 기회가 많으므로 송편만큼은 깨에 양보한다.

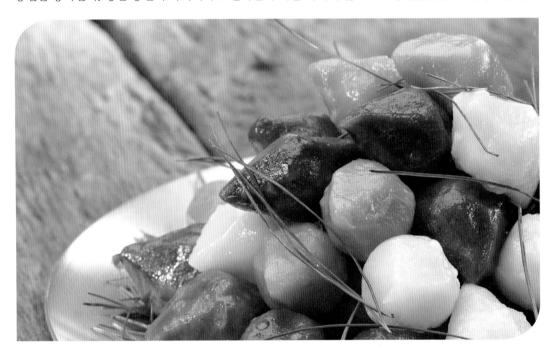

QR code

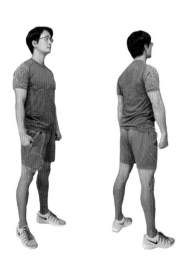

영상을 보고 상체와 하체의 근력을 모두 키우자

하체 대표 운동 스쿼트와 상체 대표 운동 팔굽혀펴기로
송편 칼로리쯤이야.

3 SET 스쿼트 10회 스쿼트 어렵지 않아요. 오늘부터 제대로 시작!

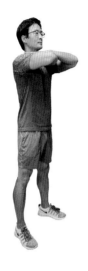
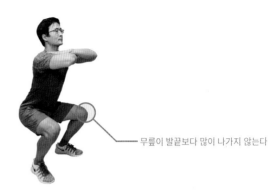

무릎이 발끝보다 많이 나가지 않는다

3 SET 팔굽혀펴기 10회 "전 팔굽혀펴기 못 해요." "안 하니까 못 하는 겁니다!"

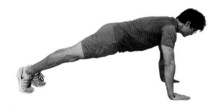
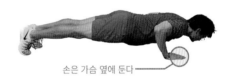

손은 가슴 옆에 둔다

송편 같은 음식은 손이 자꾸 가기 마련이다. 한입에 먹기 좋고 달달해서 그렇다. 송편 한 개에 팔굽혀펴기 10개 추가하면 좋다. 팔굽혀펴기가 여의치 않으면 스쿼트 10개다. 송편 안 먹고 10개 하면 더 좋고!

085 호박죽 운동법

'호박에 줄 긋는다고 수박 되냐'라는 말처럼 한심한 말이 없다. 호박은 반찬, 죽, 찌개, 부침개 등등으로 사시사철 먹을 수 있는 고마운 음식이다. 영양가는 또 얼마나 많은지… 이런 귀한 호박을 딱 한 철 갈증 해소로 먹는 수박 아래에 두다니. 호박죽의 효능은 워낙 많아 팁에 덧붙인다.

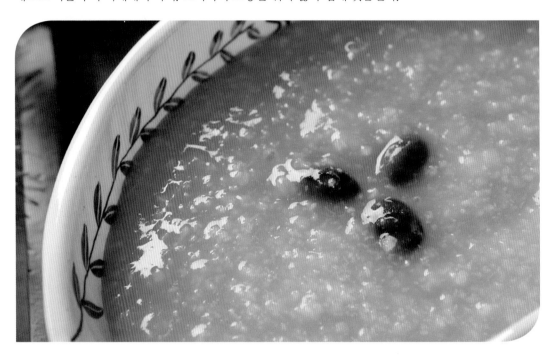

QR code

영상을 보고 빡센
하체 운동의 세계로

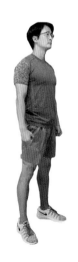
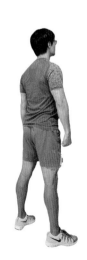

평범한 런지가 적응됐다면 런지 계의 끝판왕에 도전한다.
마무리는 등척성 운동인 투명 의자 자세로.

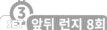 **SET 3 앞뒤 런지 8회** 허벅지가 터지는 느낌을 경험하고 싶다면.

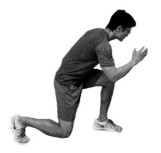 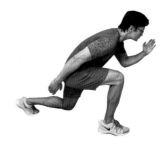

계속 자세를 낮춘 상태에서
한 발을 앞뒤로 계속 굽힌다

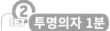 **SET 2 투명의자 1분** 벽이 있으면 벽에 기대서 하고 없으면 없는 대로 하고.

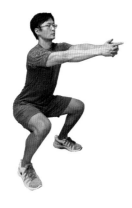

＊ 하체 부실인지 아닌지 테스트 바람(30초 미만 곰곰이, 1분 이상 튼튼이).

 호박죽(호박)의 효능은 소화력 증진, 노폐물 배출, 면역력 증진(베타카로틴), 비타민 A와 C, 붓기 완화... 너무 많아서 다 적지 못할 정도다. 물론 수박에도 좋은 성분이 있지만 호박만큼 우리 식탁에 풍성함을 주진 못한다.

당근 케이크 운동법

당근을 좋아해서 조각 케이크를 먹을 일이 생기면 주로 당근 케이크를 찾는다. 사실 케이크 한 조각의 칼로리나 가격을 생각하면 케이크는 멀리하는 게 여러모로 유익하지만 어찌 유불리를 일일이 따지며 살까. 기왕 케이크를 먹을 거면 오늘은 당근 케이크가 어떨지…

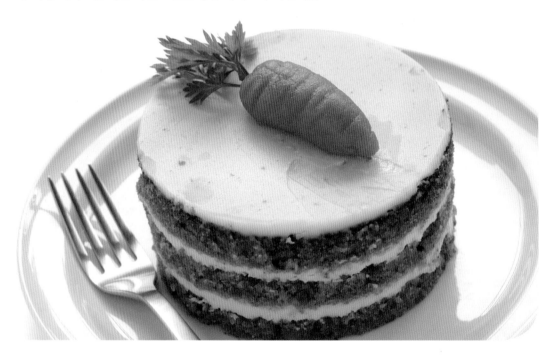

QR code

영상을 보고
옆구리를 날씬하게

서서 하는 옆구리 운동의 대표적 운동 두 가지로
당근 케이크의 칼로리 걱정을 덜자.

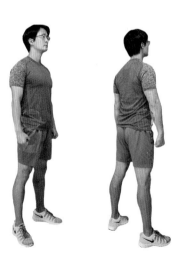

③ SET 스탠딩 오블리크 크런치 10회 말 그대로 서서 복사근을 자극하는 운동이다.

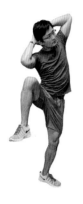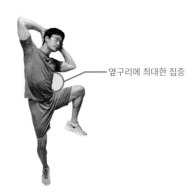

─ 옆구리에 최대한 집중

③ SET 리버스 덤벨 촙 8회 전신 운동에 가까운 코어 운동.

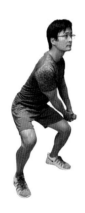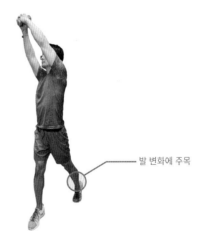

─ 발 변화에 주목

 당근에 포함된 지용성 비타민은 기름에 볶아 먹는 게 더 유익하고 항산화에 좋은 베타카로틴의 흡수율도 높아진다.

087 **군고구마 운동법**

딱 한 가지의 음식만 먹고 일주일을 버티라면 첫 번째로 떠오르는 음식이 바로 군고구마다. 닭가슴살만 먹으라면 이틀도 힘들지만 고구마는 언제나 환영이다. 10년도 더 된 일인데 일본 여행 중 도쿄 다이칸야마의 밤길을 걷다 발견한 리어카의 군고구마를 잊지 못한다. 낯선 곳에서 발견한 익숙함. 여행의 묘미다.

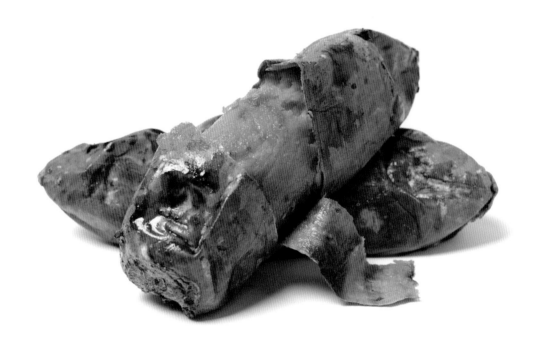

QR code

**영상을 보고 허리를
유연하게 해보자**

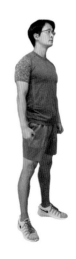
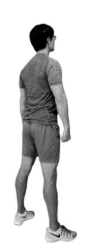

허리 아프다는 소리는 지겹게 하면서 간단한 운동조차
늘 미뤄왔던 그대여. 지금 이 시간부터는 안 그러기로!!

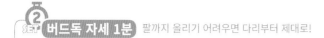 **SET 2 버드독 자세 1분** 팔까지 올리기 어려우면 다리부터 제대로!

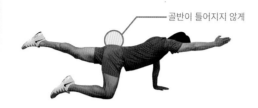

골반이 틀어지지 않게

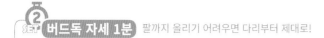 **SET 2 캣카우 자세 1분** 호주에 머물 때 요가 선생의 캣카우 자세에 반해 요가를 시작했다.

캣 자세에서 호흡을 내쉰다

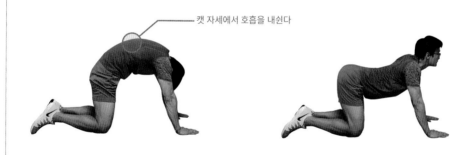

 다 알다시피 하마와 코끼리는 초식 동물로 분류된다. 고구마도 많이 먹으면 하마나 코끼리가 된다. 뚱뚱한데 "저 많이 안 먹어요."라고 말하는 사람들이 많은데 하마가 말을 한다면 이럴 것이다. "나도 많이 안 먹는다니까!"

088 바나나 운동법

외할머니로부터 바나나 한 개를 얻어먹으려면 천자문과 구구단을 외워야 했다. 그 덕분에 여섯 살에 천
자문과 구구단을 다 떼고 천재 소리를 들었다. 한때 바나나는 제일 귀하고 비싼 과일이었다. 지금은 흔
하디 흔한 과일이 됐지만 그 맛과 영양가만은 변치 않았다.

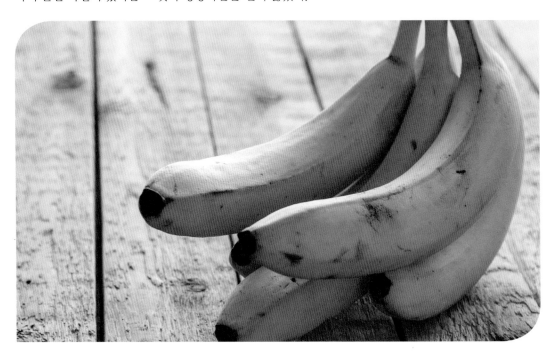

QR code

영상을 보고
마음을 다스리자

명상의 효과는 일일이 말과 글로 전달할 수 없으니 직접
경험해보는 수밖에 없다.

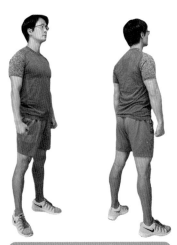

모든 부위 운동

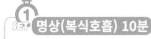 **명상(복식호흡) 10분** 바나나 하나 먹었다고 땀 흘릴 필요는 없다. 명상으로 심신을 위로하자.

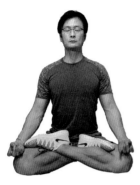

＊ 호흡은 코로 들이마시고 입으로 내쉰다.

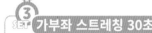 **가부좌 스트레칭 30초** 명상이 끝나면 좌우로 옆구리를 늘려 몸을 이완한다.

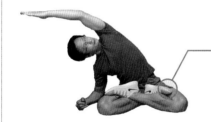 가부좌 안 되면
양반다리로 한다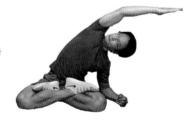

 바나나 성분 중에 칼륨을 빼놓을 수 없는데 칼륨은 나트륨(염분)을 몸 밖으로 배출시키는 역할을 한다. 나트륨을 덜먹는 게 좋을까 아니면 많이 먹고 바나나를 먹는 게 좋을까? 답이 헷갈리는 사람이라면 꼭 연락 바람! koclubgo@naver.com

089 마카롱 운동법

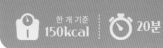

한 개 기준 **150kcal** | **20분**

달달한 음식 중에 첫 손에 꼽히는 게 마카롱이다. 영화 〈플로리다 프로젝트〉는 아역들의 연기도 좋지만 무엇보다 화려한 색감으로 사람들을 동심으로 이끈다. 마카롱 역시 그렇다. 먹기 전에 이미 색으로 맛을 본다. 예쁜 색에 더해 쫀득한 식감과 달콤한 내음은 텁텁한 기분을 한순간에 바꾼다. 7살 어린 시절로!

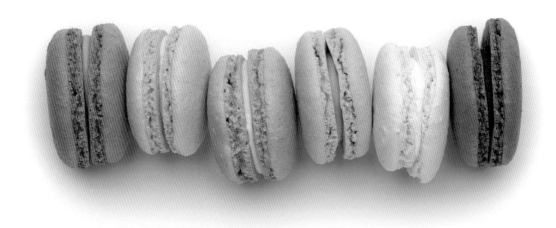

QR code

영상을 보고
푸쉬업에 도전하자

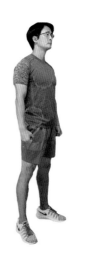
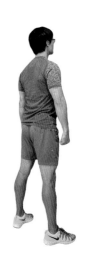

엎드려서 푸쉬업과 플랭크 업 & 다운 운동을 통해 가슴과 코어 근육을 탄탄하게 바꿔보자.

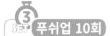 **푸쉬업 10회** 다 하는데 나만 못하는 일이 없도록 오늘부터 다시 도전.

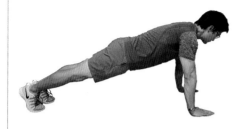

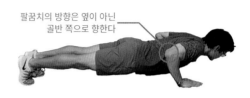

팔꿈치의 방향은 옆이 아닌
골반 쪽으로 향한다

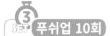 **플랭크 업 & 다운 8회** 보기보다 어렵지만 효과 좋은 코어 운동이다.

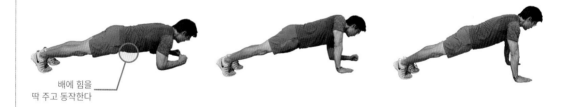

배에 힘을
딱 주고 동작한다

 단 거를 영어로 DanGer라 바꿔 부르며 사람들에게 경각심을 준 적이 있다. 어릴 때 단 거 많이 먹으면 혼났다. 충치 생긴다고... 성인이 된 지금 '단 거'는 충치는 물론이고 건강을 위협한다. 역시 DanGer다!

090 찐옥수수 운동법

제자 중에 찐옥수수를 거의 매일 먹는 사람이 있다. 고도 비만이라 식사를 조절해야 하는데 찐옥수수만 큼은 양보를 못 하겠다며 사정을 했다. 어느 날 물었다. "옥수수 몇 개나 먹나요?" "세 개요!" 세 개나 먹 는다는 말에 깜짝 놀랐는데 더 놀란 건 그다음 말이었다. "한 번에 세 개니까 하루에 9개요." 제자가 먹 는 옥수수는 '대'자였다.

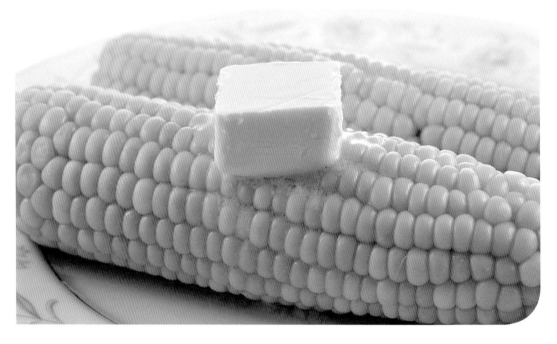

QR code

영상을 보고 대흉근 (가슴)을 키워보자

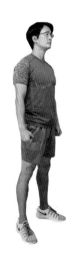
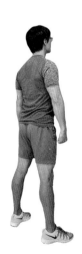

덤벨만 있으면 가능한 가슴 운동 3종인데 플랫 벤치(평평 한 긴 의자)에서 하면 더 좋다.

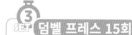 **덤벨 프레스 15회** 가슴을 탄력 있게 만드는 운동이다(푸쉬업을 못하면 이것부터 연습하자).

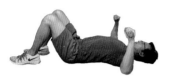 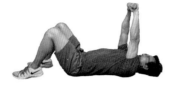

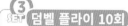 **덤벨 플라이 10회** 가슴을 가운데로 모으는 운동이다.

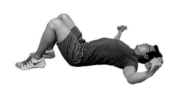 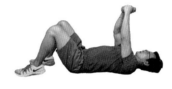

덤벨 풀오버 20회 처진 가슴을 위로 올려주는 운동이다.

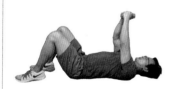 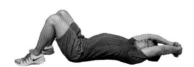

* 세 가지 운동이 끝난 후 푸쉬업까지 하면 효과 최고다. 가슴 운동 완전 정복!

 옥수수로 찐 살은 옥수수를 줄여야 빠진다. 더구나 목이 막힌다며 500ml 우유 한 통을 물처럼 마시는 걸 우연히 목격한 뒤 고민했다. '운동 강도를 더 높이면 죽을 수도 있는데!' 빡센 운동도 이길 수 없는 게 있다. 바로 식탐이다!

091 아보카도 운동법

아보카도는 영양가가 어마어마하다. 보통 식물의 열매에서 찾기 힘든 지방 성분까지 함유되어 3대 영양소가 고루 포함되어 있고 항산화 물질이 풍부하며 섬유질 또한 넘친다. 하지만 아보카도를 좋아하게 된 건 영양가 때문이 아니다. 15년 전 호주에서 처음 아보카도를 접하고 맛의 신세계를 경험했다. 아보카도 사랑은 여전히 진행 중이다.

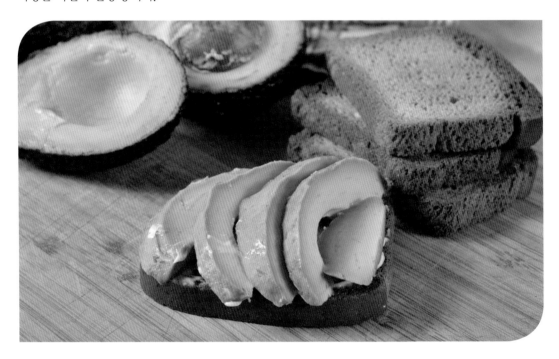

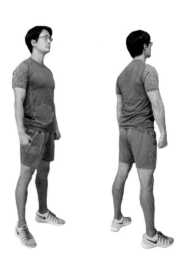

영상을 보고
코어를 단련하자

누워서 빈둥대기만 할 게 아니라 코어를 단련하는 운동을 하는 건 어떨까? 일단 해보면 얼마나 좋은지 알 텐데!

QR code

③SET **바이시클 크런치 20회** 제일 안전하고 효과 높은 복근 운동!

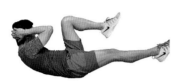

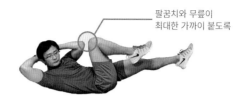

팔꿈치와 무릎이
최대한 가까이 붙도록

③SET **할로우(hollow) 30초** 버티는 등척성 운동은 힘이 든 만큼 효과도 좋다.

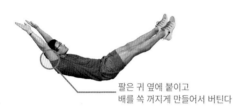

팔은 귀 옆에 붙이고
배를 쏙 꺼지게 만들어서 버틴다

③SET **브릿지 50초** 역시 등척성 운동이다.

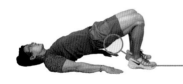

힘주는 부위는 허리가 아닌
엉덩이와 햄스트링(허벅지 뒤)이다

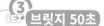 아보카도는 살찔 위험이 도사리지만 다행히 심혈관 질환에 좋은 불포화지방이라 유익한 점이 더 많고 바나나, 키위와 마찬가지로 후숙 과일이니 맛날 때를 잘 포착하는 게 관건이다.

팬케이크 운동법

100g 기준
227kcal
20분

팬케이크 하면 15년 전 압구정동이 생각난다. 당시 좋은 일을 한답시고 헬스클럽 연쇄 부도로 손해를 본 피해자들을 모아 무료로 운동을 가르치던 시기였다. 그중 한 사람이 식사를 하자며 안내한 곳이 바로 브 런치 전문 식당 〈버터핑거팬케이크〉였는데 그때 처음 먹은 팬케이크에 반해버렸다.

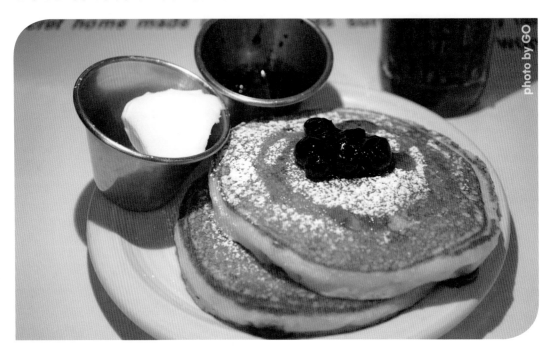

photo by GO

QR code

영상을 보고
복합 운동을 따라 하자

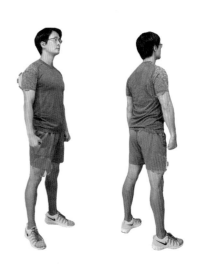

니킥 & 리버스 런지는 한 발로 하는 것과 두 발로 하는 게 있는데 한 발이 더 어렵다. 킥백 위드 사이드스텝은 제자 들이 좋아하는 운동이다.

니킥 & 리버스 런지 10회 애정하는 운동!

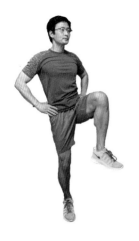

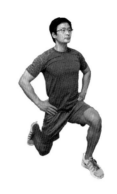

* 니킥은 빠르게 런지는 천천히.

킥백 위드 사이드 스텝 15회 킥백만 하면 무료하니…

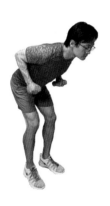

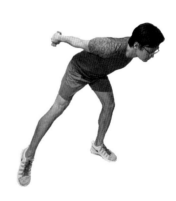

* 하나도 못 하는데 둘을 동시에 하려니 힘들겠지만 하다 보면 다 잘하게 되어 있다.

팬케이크와 잘 어울리는 건 꿀보다 메이플 시럽이다. 15년 전 그 식당이 아직도 같은 자리에서 영업 중이다. 강남에도 지점이 있고… 아메리칸 스타일의 브런치를 먹고 싶다면 추천한다.

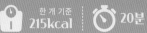
093 에그타르트 운동법

10년 전 우리 동네에 정통 에그타르트 가게가 생겨서 반가운 마음에 찾았다가 주인장과 친해졌다. 친절한 그 덕분에 동네 산책을 할 때마다 커피를 얻어 마시고 에그타르트를 자주 먹는 바람에 에그타르트 전문가가 됐다. 에그타르트 맛집으로는 서촌의 〈통인스윗〉이 있다.

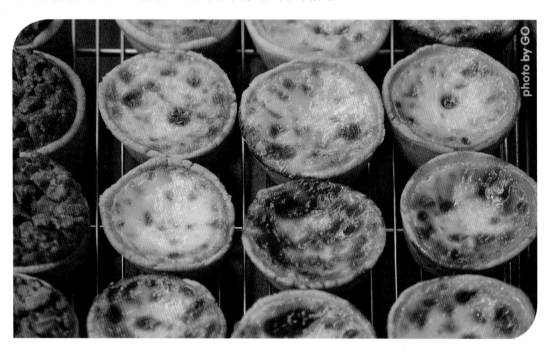

photo by GO

QR code

영상을 보고
암벽에 오르자

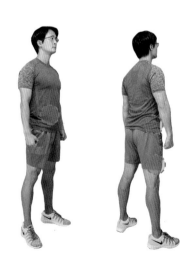

마운틴 클라이머는 고된 운동 중 하나지만 꾸준히 하다
보면 몸이 암벽등반가처럼 변할지도 모르겠다.

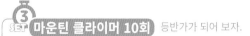

③ SET 마운틴 클라이머 10회 등반가가 되어 보자.

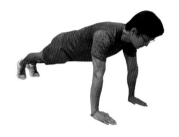
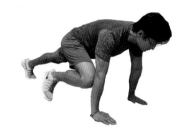

* 천천히 하면 복근과 코어 운동, 빠르게 하면 유산소 운동.

③ SET 마운틴 클라이머(옆으로) 5회 변형 동작으로 다양한 부위를 자극.

옆으로 다리를 이동할 때 팔꿈치를 굽히면 '스파이더맨 푸쉬업'이라는 더 빡센 운동이 된다

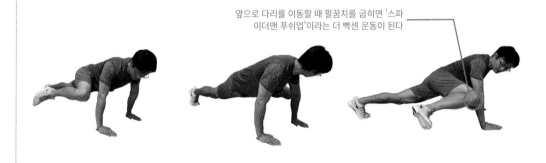

과유불급이다. 한동안 에그타르트를 종류별로 몇 개씩 먹는 바람에 질린 적이 있다. 처음엔 고소하던 에그타르트 굽는 냄새가 나중에는 느끼하게 느껴졌다. 운동, 음식, 인간관계 모두 적당한 게 좋다.

삼각김밥 운동법

한 개 기준
160kcal | **20분**

평소 칼로리 계산을 잘 하지 않다가 이 책을 준비하면서 하게 됐는데 솔직히 끝자리까지 정확히 계산하는 건 어려운 일이며 큰 의미도 없다. 주로 먹는 건 참치마요인데 한 개로는 부족해서 컵라면과 먹을 때가 종종 있다. 그러면 칼로리 계산을 또 해야 하니 번거롭다.

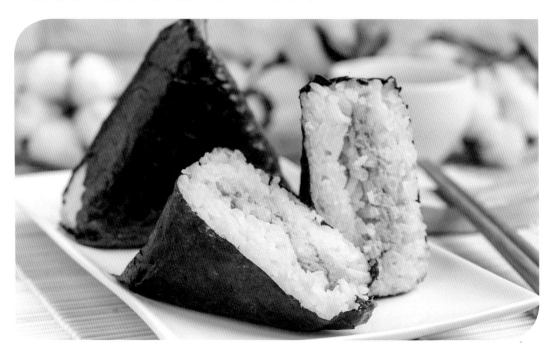

QR code

영상을 보고 사진만으로는
이해하기 힘든 동작을 연습

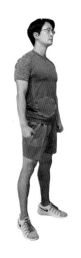
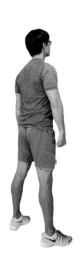

컨벤셔널 데드리프트는 일반적으로 알고 있는 루마니안 데드리프트보다 동작이 조금 어렵고 제자리 걷기는 천천히 하는 게 좋음.

③ SET **컨벤셔널 데드리프트 10회** 가장 전통적인 운동으로 전신의 근력을 키우자.

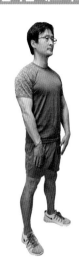

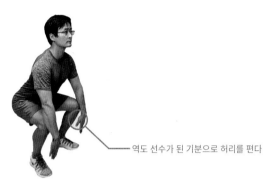

역도 선수가 된 기분으로 허리를 편다

* 데드리프트라고 다 같은 데드리프트가 아니다. 크게 컨벤셔널, 루마니안, 스티프
데드리프트로 나뉜다. 일반인들이 주로 알고 있는 건 루마니안 데드리프트다.

② SET **제자리 걷기 5분** 날씨 핑계 대는 제자들을 위해 시작했다. 언제 어디서나 가능!!

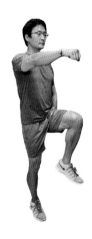

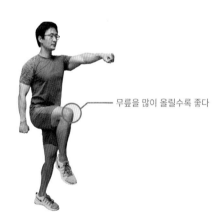

무릎을 많이 올릴수록 좋다

오삼불고기 삼각김밥은 194kcal다. 먹어보면 알지만 오삼불고기는 코딱지만큼이나 들었을까.
그거 먹자고 30kcal를 추가하는 건 말리고 싶다. 30kcal는 50kg 나가는 사람이 10분을 걸어야
할 양이다.

한 개 기준
120kcal | 5분

095 계란 프라이 운동법

채식주의자(엄밀히 말하자면 비건) 선언을 못 하는 이유를 하나만 꼽자면 계란 때문이다. 특히 계란 프라이는 언제 먹어도 맛있다. 동네 식당 아주머니가 단골이라며 계란 프라이 하나 얹어주면 진수성찬이 부럽지 않다. 해외여행을 가서 조식을 먹을 때도 계란 프라이는 꼭 챙긴다.

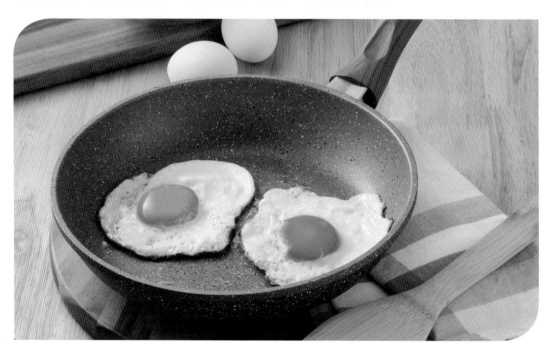

QR code

영상을 보고 등척성 운동을 해보자

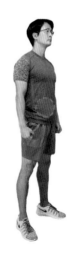
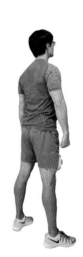

대표적인 등척성 운동인 투명의자 자세(Wall Sit)와 엘보 플랭크로 근 지구력을 높이려면 계란 프라이의 단백질이 필요하다.

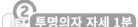

SET 2 **투명의자 자세 1분** 등척성(근지구력) 운동 중 하나다. 1분 이상 버티면 20대 체력 인정.

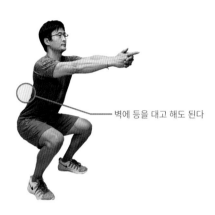

벽에 등을 대고 해도 된다

SET 2 **엘보 플랭크 1분** 역시 등척성 운동이다. 이것도 1분 도전.

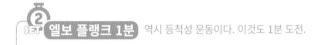

허리는 펴고
엉덩이는 들지 않는다

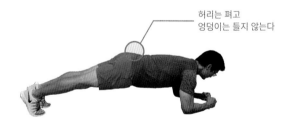

 계란 프라이의 종류가 많다. 노른자를 기준으로 싱싱한 써니사이드업, 반숙인 오버 이지, 완숙인 오버 하드가 있다. 개인적으로 오버 이지를 좋아한다. 오버 이지 대신 에그 스크램블을 먹을 때도 있다.

096 **삶은 계란 운동법**

계란 프라이가 나온 김에 삶은 계란도 이어 쓴다. 역시 반숙이 최고다. 삶은 계란의 맛을 음미하지도 않고 무자비하게 몇 개씩, 심지어 열 개 이상을 먹는 근육맨들을 볼 때면 당혹스럽다. 콜레스테롤을 걱정하며 그 맛난 노른자를 다 버리고 흰자만 먹다니. 건강을 생각한다면 소식하는 게 훨씬 좋을 것을.

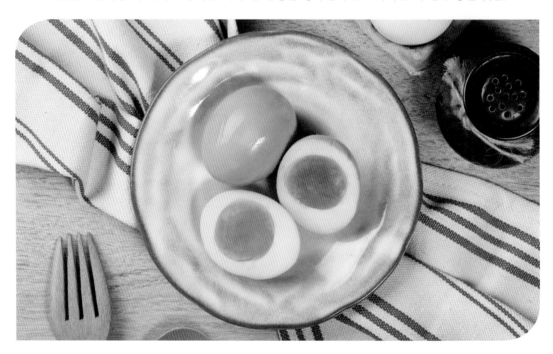

QR code

**영상을 보고
몸을 떨어 보자**

혈액순환을 촉진시키는 떨기 운동과 명상으로 삶은 계란의
풍부한 영양가를 온몸 곳곳으로 전달하는 시간.

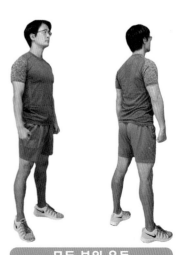

모든 부위 운동

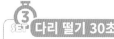 **다리 떨기 30초** 다리 떨기는 건강한 습관이다. 다리 떨면 복 들어온다.

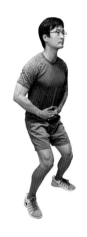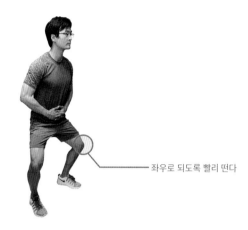

좌우로 되도록 빨리 떤다

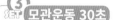 **모관운동 30초** 혈액 순환이 잘 안된다면 매일 이 운동 추천.

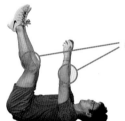

미친 듯이 흔들어보자

명상(복식호흡) 10분 마음의 안정을 위해 명상에 빠져보자.

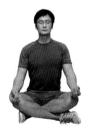

＊ 명상 음악과 함께 하면 더 좋다(호흡은 코로 들이마시고 입으로 내쉰다).

 삶은 계란 하나의 칼로리가 85kcal인데 그중 흰자는 고작 15kcal 정도다. 칼로리만 생각한다면 흰자만 먹는 게 좋겠지만 그건 노른자의 영양소를 몰라서 하는 말이다. 노른자에는 비타민 D, 루테인, 콜린, 레시틴 등이 함유되어 있다.

097

닭가슴살 샐러드 운동법

샐러드는 녹색 채소만 넣은 샐러드가 있고 고기를 넣은 샐러드도 있는데 고기도 그냥 고기냐 튀긴 고기냐로 나뉜다. 싱싱한 채소를 기본으로 취향에 따라 과일이나 고기 등을 추가해서 먹는 샐러드는 소문난 건강식이지만 추가 재료와 드레싱의 종류에 따라 체중이 달라질 수 있다.

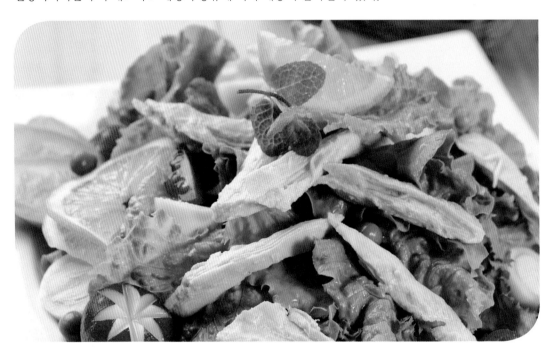

QR code

영상을 보고
잠자는 몸을 깨운다

자신의 몸을 스스로 깁스해서 점점 굳게 하는 사람들이여.
이제 깁스를 풀고 몸을 움직일 때가 되었다.

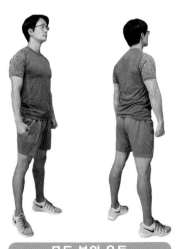

모든 부위 운동

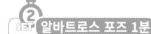 **알바트로스 포즈 1분** 새(알바트로스)가 되어 날아가는 기분으로.

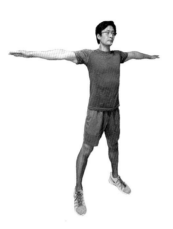
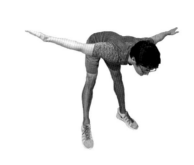

* 전신을 자극하는 스트레칭이다.

 벤트 오버 리치 투 스카이 10회 맨몸 운동이란 이런 것이다!

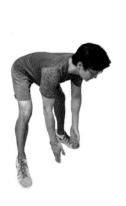
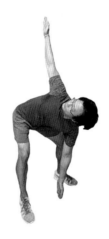
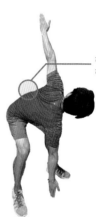

하체는 고정하고
허리를 좌우로 잘 비튼다

 드레싱의 종류는 다 거론하기 힘들 만큼 다양하지만 발사믹 드레싱을 추천한다. 샐러드 취지에 맞고 채소 본연의 맛을 살리는 건강한 드레싱이다. 마요네즈 범벅만큼은 피하자.

098

베이글 운동법

한 1년 정도 베이글을 자주 먹은 적이 있다. 한 백화점의 지하 식품 코너에서 팔던 베이글이었는데 다른 곳의 베이글과 맛이 미세하게 달랐다. 오븐에 데운 베이글을 반으로 쪼개 크림치즈를 싹 발라 먹으면 고소함과 풍성함이 동시에 입안으로 밀려 들어온다. 그때 커피 한 잔…

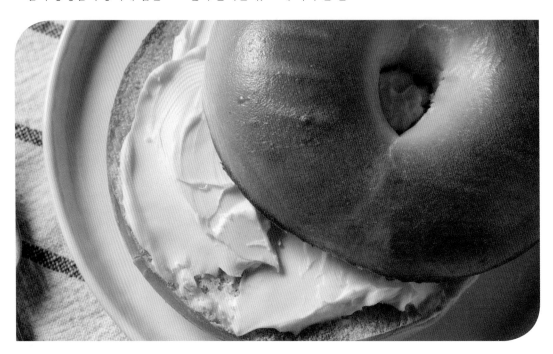

QR code

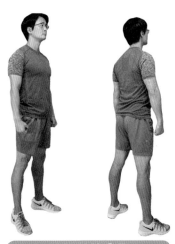

영상을 보고 등척성 운동을 정복하자

등척성 운동을 통해 버티는 힘을 키워서 사는 게 고될 때마다 꺼내 쓰자

모든 부위 운동

SET 1 투명의자 1분 벽이 있으면 등을 대고 한다.

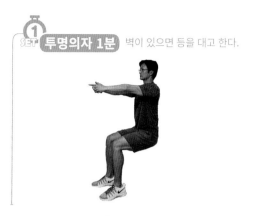

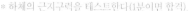
＊ 하체의 근지구력을 테스트한다(1분이면 합격).

SET 1 엘보 플랭크 1분 코어를 단단하게.

허리를 쭉 펴고
엉덩이를 높게 들지 않는다

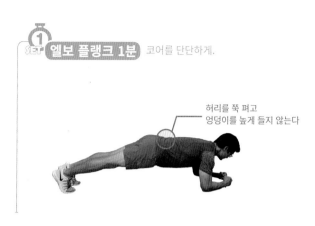

SET 1 할로우 30초 오! 복근의 마무리는 할로우로.

배를 자극하는 데 집중
(목 조심)

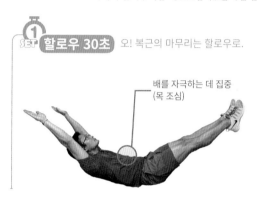

SET 1 브릿지 1분 복근 운동 끝에 브릿지 추천!

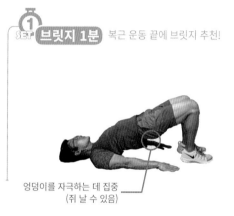

엉덩이를 자극하는 데 집중
(쥐 날 수 있음)

SET 1 슈퍼맨 30초 등척성 운동의 마무리를 슈퍼맨으로!

엉덩이를 꽉 조여서 버틴다
(등, 허리, 엉덩이 운동)

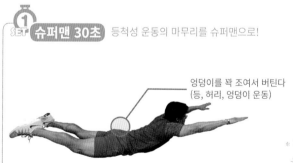

＊ 등척성 운동이란? 근육을 수축한 상태에서 버티며 근지구력
을 키우는 운동이다. 근지구력은 3대 체력인 근력, 심폐지구
력, 유연성 못지않게 중요하다.

베이글을 중단한 건 맛이 질려서가 아니라 점점 살이 찌는 아내 때문이었다. 빵순이라고 놀릴 만큼
빵을 좋아하는 아내의 모습이 어느 순간 베이글과 닮아 있었다. 크림치즈는 죄가 없음을 밝힌다.

시리얼 운동법

30g 기준
150kcal | 25분

시리얼의 칼로리를 찾아보니 제품 종류에 따라 다양하다. 음식의 1인분이라는 건 늘 모호한데 사람에 따라 각각의 식사량이 다 다르기 때문이다. 실제로 시리얼을 담아 먹는 용기부터 나와 아내는 다르다. 내가 좋아하는 건 달지 않은 제품이고 아내가 좋아하는 건 달달한 제품인 것도 서로 다르다. 다름을 인정할 때 평화가 싹튼다.

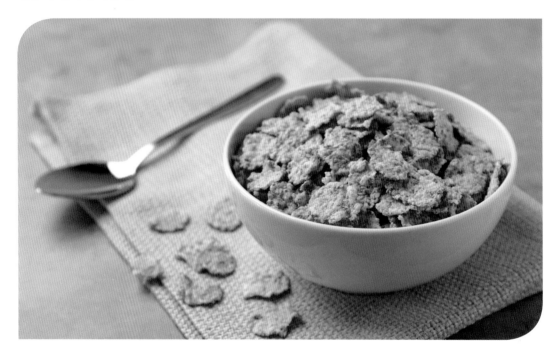

영상을 보고 코어와 하체를 한꺼번에 자극

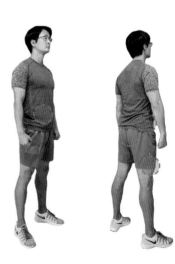

허리가 아프다고 꼼짝도 안 할 것이냐 아니면 더 아프지 않도록 운동할 것이냐는 의사가 아닌 자신이 선택할 문제다.

SET 3 런지 & 트위스트 8회 원래 이름은 '프론트 런지 위드 어 트위스트'다!

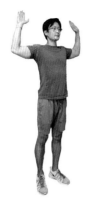 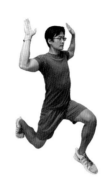 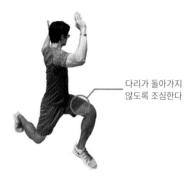

다리가 돌아가지
않도록 조심한다

 SET 3 스탠딩 코어 로테이션 20회 코어를 튼튼하게 한다.

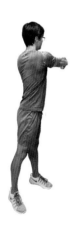 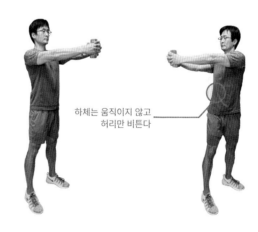

하체는 움직이지 않고
허리만 비튼다

같은 시리얼 한 끼라도 되도록이면 건강을 생각하면 좋겠다. 추천하는 건 현미 제품이다. 그것도
P 제품보다 K 제품이 괜찮다. 단백질을 보강한 제품도 최근 나와 있다.

1 scoop 기준
100kcal | 25분

¹⁰⁰ 단백질 보충제 운동법

설왕설래가 가장 많은 음식이 단백질 보충제다. 먹어야 한다 아니다, 약이다 아니다, 신장에 무리가 간다 괜찮다 등등. 30년 차 운동 선생으로서 말하자면 건강을 위해 인공으로 만든 음식은 가급적 먹지 않는 게 좋다. 고릴라 될 거 아니라면 하루 삼시 세끼면 충분하다.

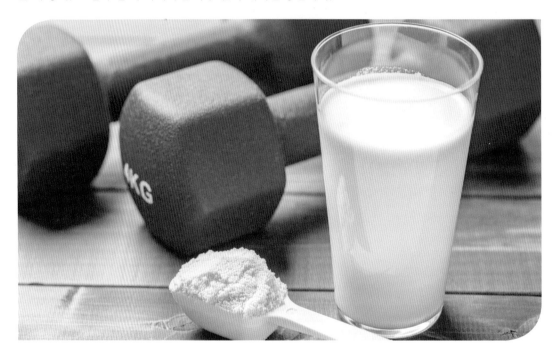

QR code

영상을 보고
체력을 고루 키워보자

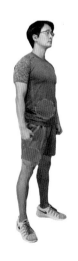
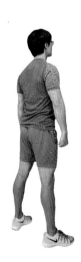

음식을 고루 섭취해야 영양이 균형을 이루듯 운동도 고루 훈련해야 체력이 조화롭게 발달한다.

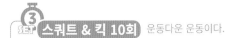 **스쿼트 & 킥 10회** 운동다운 운동이다.

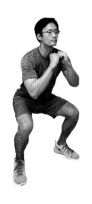

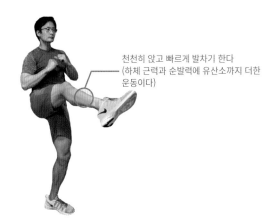

천천히 앉고 빠르게 발차기 한다
(하체 근력과 순발력에 유산소까지 더한
운동이다)

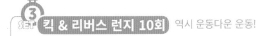 **킥 & 리버스 런지 10회** 역시 운동다운 운동!

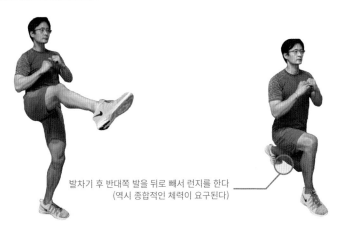

발차기 후 반대쪽 발을 뒤로 빼서 런지를 한다
(역시 종합적인 체력이 요구된다)

＊ 근력 운동 조금 하고 단백질 보충제까지 먹을 필요는 없다. 땀 조금 흘렸다고 이온 음료를 먹는 거나 매한가지다. 겉멋만 부리지 말고
기본에 충실해지자. 세 끼를 고루 먹으면 단백질 하루 권장 섭취량은 충분하다. 살을 빼고 근육을 키우고 싶다면 평소 식사보다 탄수
화물 양을 줄이고 단백질 양을 조금 늘리면 된다(두부, 계란, 닭가슴살, 생선 등등). 등 편하게 긁고 발끝에 손이 닿고 계단 좀 올랐다
고 헉헉대지 않는 것. 이게 가장 바람직한 운동의 방향이다.

 식품 포장의 뒷면에 보면 성분 분석표가 있다. 그게 요란하면 요란할수록 뭔가 쓸데없는 게 많이
들어갔다고 보면 된다. 합성보존료 인공감미료 합성향료 산도조절제 등등. 단일 성분의 음식이
제일 좋은 거다.

나오며

책을 낼 때마다 한 단계씩 성장한다. 이번 책은 특히 그랬다. 전에 미처 몰랐던 음식 관련 공부를 하게 됐고 운동 프로그램을 다시 한번 점검할 기회가 됐으며 복잡한 출판 과정을 하나하나 오롯이 경험했다. 누구나 보기 쉽고 편하게 따라 하기를 바라는 마음에 오랜 기간 운동 선생으로 살아온 노하우와 아이디어를 하나하나 기억하며 펼쳐내려 노력했다. 독자에게 도움이 되는 일이라면 어떤 것도 마다할 게 없었다.

도와준 사람들이 있다.

전에 없던 책 한 권을 세상에 드러내기 위해 작가의 까다로운 의견을 수렴하고 회의와 수정을 밥 먹듯이 하며 고된 노동을 마다하지 않은 도서출판 삼육오 (마들렌북) 식구들에게 지면을 통해 다시 한번 고마운 맘을 전한다.

자신의 일처럼 관심을 가져준 친구 준성이와 매니저 곽 이사님, 부족한 선생을 믿고 따르는 제자들, 발품을 팔아 식당 투어를 함께 다닌 지인들, 좋은 재료로 맛있는 음식을 만들어준 손길들, 가난한 작가의 곁을 지키는 식구들, 블로그와 유튜브의 찐 구독자들, 일은 돈보다 재미와 보람이 있어야 한다며 "글솜씨를 타고났으니 절대 포기하지 마세요. 고 작가님의 다섯 번째 책을 고대합니다."라고 격려해 주신 김병국 교장선생님께 특별히 고맙다. 이분들 덕분에 주저앉지 않고 다시 글을 쓸 수 있었다.

지난 일 년간 공들인 작업을 마무리하고 조금 쉬고 싶지만 벌려 놓은 일이 산더미다. 산더미 구석구석 진심을 다하는데 주저함은 없다. 진심과 진가는 언젠가 빛을 발할 거라 믿고 산다. 되도록 그날이 빨리 오기를 기대하며... 글 쓰는 운동 선생은 이만 총총.